疼痛预防与康复丛书

总主编　王锡友　曹克刚

疼痛的影像学检查

主　编　宋连英　程灵芝

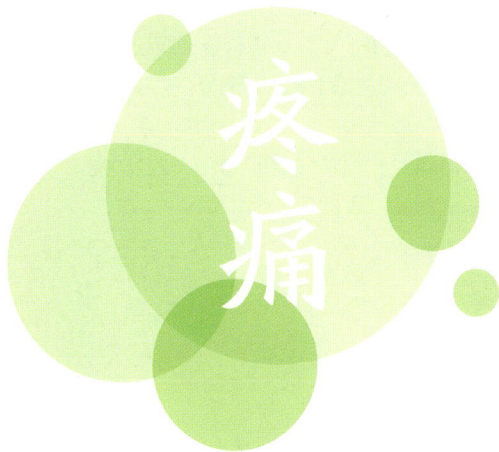

疼痛

中国健康传媒集团
中国医药科技出版社　·北京

内 容 提 要

本书是"疼痛预防与康复丛书"之一。本书梳理了临床上大家普遍关注的医学影像学问题，用简洁、通俗的语言，以问答的形式，从医学影像学的基础知识、偏头痛及关联疾病、颈项痛、肩臂痛、腰背痛、髋膝踝痛、脊柱侧弯痛、胸腹痛、会阴痛等的影像学检查以及医学影像学检查的常见误区 10 个方面进行了系统总结和详细论述。本书旨在向被医学影像学检查困扰的患者及其家属客观全面地介绍医学影像学的相关知识，适合基层医生、患者及其家属阅读学习。

图书在版编目（CIP）数据

疼痛的影像学检查 / 宋连英，程灵芝主编 . -- 北京：
中国医药科技出版社，2025. 7. -- (疼痛预防与康复丛书).
-- ISBN 978-7-5214-5226-6

Ⅰ . R441.1

中国国家版本馆 CIP 数据核字第 2025S50J60 号

美术编辑　陈君杞
版式设计　也　在

出版　**中国健康传媒集团** | 中国医药科技出版社
地址　北京市海淀区文慧园北路甲 22 号
邮编　100082
电话　发行：010-62227427　邮购：010-62236938
网址　www.cmstp.com
规格　880 × 1230 mm $\frac{1}{32}$
印张　7 $\frac{1}{2}$
字数　173 千字
版次　2025 年 7 月第 1 版
印次　2025 年 7 月第 1 次印刷
印刷　天津市银博印刷集团有限公司
经销　全国各地新华书店
书号　ISBN 978-7-5214-5226-6
定价　**39.00 元**

获取新书信息、投稿、为图书纠错，请扫码联系我们。

总主编简介

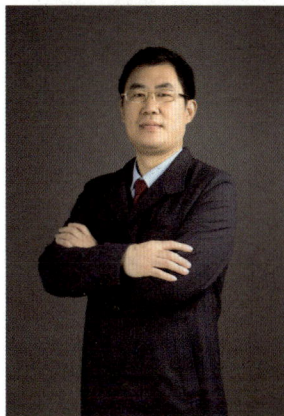

王锡友

　　北京中医药大学东直门医院推拿疼痛科主任，主任医师，硕士生导师，臧福科教授全国名老中医工作室继承人，北京中医药"薪火传承3+3工程"孙呈祥教授名医工作室继承人。现任中华中医药学会疼痛学分会副主任委员兼秘书长，中华中医药学会小儿推拿外治分会常务委员，中国民族医药学会推拿分会副主任委员，中国中医药信息学会治未病分会副主任委员，中国中药协会中医药适宜技术专业委员会常务委员，北京中医药学会疼痛专业委员会主任委员，北京市中西医结合学会宫廷正骨学术研究专业委员会副主任委员，北京医师协会疼痛专科医师分会常务理事，北京中医药学会按摩专业委员会副主任委员。现任《中国医药导报》杂志编委，《北京中医药》杂志审稿专家，《中国民间疗法》杂志编委。

总主编简介

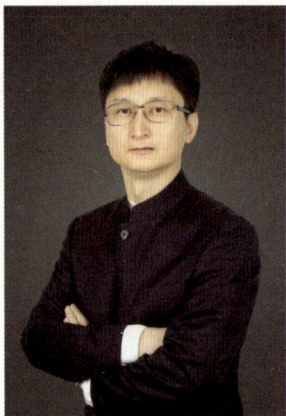

曹克刚

北京中医药大学博士研究生导师，博士后合作导师，北京中医药大学东直门医院中医脑病主任医师。北京市科技新星，全国优秀中医临床人才，首都中青年名中医，国家中医药管理局"青年岐黄学者"，北京中医药新时代125工程领军人才。长期从事中医药防治中风、头痛等脑系疾病的临床与基础研究。现任中国农村卫生协会中医药专业委员会副主任委员兼秘书长，世界中医药学会联合会脑病专业委员会副秘书长，中华中医药学会脑病分会常委，中华中医药学会信息学分会副秘书长，承担国家科技重大专项、国家重点研发计划、国家自然科学基金和国家科技支撑计划等多项国家级课题。

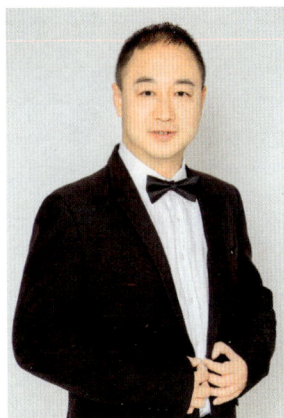

宋连英

　　主任医师，副教授，硕士研究生导师，北京中医药大学国家中医药发展与战略研究院特聘研究员，从事医学影像学临床、教学和科研工作 20 余年。北京整合医学学会医学影像分会第一届副主任委员，北京医学会放射学分会委员，中医药学会疼痛专业委员会委员。研究方向：从事医学影像学与中医学整合研究，基于功能核磁的针刺研究，肺部疾病的影像学与中医相关性研究等。先后主持省部级、中央高校科研项目及其他课题 6 项，参与国家级、省部级、校级等各级各类课题 20 余项，累计发表论文 30 余篇，SCI 收录 5 篇，参编国家"十三五""十四五"规划教材及专著 4 部。

主编简介

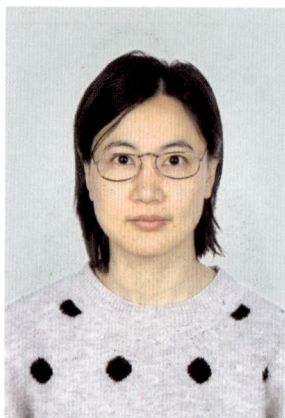

程灵芝

　　主治医师，自 2007 年毕业后于隆福医院放射科工作至今。任北京整合医学学会医学影像分会委员，2016 年曾于北京大学第一医院进修。

丛书编委会

本书编委会

主　　编　宋连英（北京中医药大学东直门医院）

　　　　　程灵芝（北京市隆福医院）

副 主 编　张立苹（北京中医药大学东直门医院）

　　　　　张　红（北京中医药大学东直门医院）

　　　　　廖良忠（北京中医药大学东直门医院厦门医院）

编　　者（按姓氏笔画排序）

　　　　　王文华（北京中医药大学东直门医院）

　　　　　王宏伟（北京中医药大学东直门医院）

　　　　　付　超（北京中医药大学东直门医院）

　　　　　刘春晓（北京中医药大学东直门医院）

　　　　　张　楠（北京中医药大学东直门医院）

　　　　　袁　媛（北京中医药大学东直门医院）

　　　　　黄明珠（北京中医药大学东直门医院）

　　　　　冀春亮（北京中医药大学东直门医院）

序

　　疼痛，这个看似平常却影响深远的感受，正悄然侵蚀着千万人的生活质量。头痛欲裂、颈肩僵硬、腰背酸痛、神经刺痛……这些挥之不去的困扰，让简单的日常活动变得艰难，让原本的活力与笑容蒙上阴影。特别是在当下这个时代，生活节奏快、工作压力大，再加上我们国家人口老龄化趋势明显，疼痛问题越来越普遍，也越来越复杂。很多人对疼痛的认识存在误区：要么觉得"忍忍就过去了"，结果小痛拖成大病；要么过度恐慌，病急乱投医。这都反映出，我们太需要科学、系统、实用的疼痛知识普及了！

　　正因如此，当我看到这套凝聚了国内疼痛领域众多顶尖专家心血的《疼痛预防与康复丛书》时，感到由衷的欣慰和振奋。它的出版，恰逢其时，意义重大。

　　第一，这套丛书"接地气"，解决的是老百姓最常遇到的"痛点"。它没有好高骛远，而是精准聚焦在偏头痛、三叉神经痛、肩臂痛、腰背痛等最常见也最让人烦恼的疼痛问题上。这些都是我们临床工作中天天碰到，患者反复诉说的痛苦来源。丛书针对这些问题，把深奥的医学知识掰开了、揉碎了，用大家都能听懂的语言讲清楚：疼痛是怎么来的？有什么规律？日常生活中哪些习惯容易诱发？核心目标就是帮助大家"识痛""懂痛"，不再稀里糊涂地忍受。

第二，这套丛书真正抓住了疼痛防治的"牛鼻子"——"预防"与"康复"。丛书名《疼痛预防与康复丛书》就点明了精髓，不只是告诉大家病了怎么治，更强调"没痛时怎么防，有痛时怎么科学地康复"。书中提供了大量来自专家临床实践、切实可行的建议：从日常怎么坐、怎么站、怎么动，到如何识别疼痛风险、早期自己判断，再到疼痛发生后的家庭康复锻炼、减少复发的方法。这就像给大家配备了一套"健康工具箱"，让每个人都能在专业医疗之外，主动管理好自己的疼痛问题，从"被动挨打"变成"主动防御"。

第三，这套丛书架起了医患之间沟通的"桥梁"。疼痛的感受很主观，医生诊断治疗，非常依赖患者准确描述自己的情况。这套丛书普及了很多疼痛相关的医学术语和基本概念，帮助大家能更清晰、更准确地跟医生交流自己的不适。患者明白了，医生解释治疗方案也更容易，这样配合起来更顺畅，治疗效果自然更好。可以说，这套丛书是促进医患同心、共克疼痛的好帮手。

第四，这套丛书的编写团队阵容非常强大，由北京中医药大学东直门医院、中国医学科学院阜外医院等国内顶尖医疗机构的权威专家领衔。像王锡友教授、曹克刚教授等，都是各自领域的佼佼者，既有深厚的理论功底，又有极其丰富的临床经验。他们亲自执笔，确保了内容的科学性、权威性和实用性。书中的建议，不是纸上谈兵，而是经过千锤百炼的实战经验总结。

朋友们，健康是幸福生活的基础，而远离疼痛是健康的重要保障。普及疼痛防治知识，提升全民健康素养，是我们建设"健康中国"不可或缺的一环。这套《疼痛预防与康复丛书》，正是响应这一国家战略的具体行动。它不仅是饱受疼痛困扰者的"及时雨"，也是每个关爱自身和家人健康者的"枕边书"。愿这套丛书如同一盏明灯，照亮大家认识疼痛、管理疼痛的道路，帮助更多人摆脱疼痛的困扰，重拾无痛生活的自在与尊严，享受健康、充实、有品质的人生！

唐学章

中华中医药学会疼痛学分会主任委员

2025 年 5 月于北京

前　言

在现代社会的激流中，快节奏的生活、繁重的工作压力以及不可逆转的人口老龄化趋势，使得疼痛——这种无声而普遍的疾苦——正日益成为侵蚀大众健康、降低生活质量的显著威胁。偏头痛、三叉神经痛、肩臂痛、腰背痛……它们如同无形的枷锁，困扰着无数人的日常生活，消磨着生命的活力与尊严。疼痛远非简单的"不适感"，其背后隐藏着复杂的生理病理机制。然而，公众对疼痛的认知常陷入误区——或过度恐惧，或麻痹忽视。

为了系统性、科学性地普及疼痛预防与康复知识，回应社会日益增长的健康需求，助力公众掌握健康主动权，我们编写了这套《疼痛预防与康复丛书》。本丛书围绕当下最为常见、困扰人群最为广泛的疼痛问题，组织了具有较高学术素养和丰富临床诊疗经验的国内相关领域权威专家编写，从而确保了内容的科学性、实用性、前沿性与普及性的高度统一。

本丛书以问题为导向，覆盖核心痛症，突出"预防"与"康复"，重视"未痛先防"与"既痛能康"，运用深入浅出、通俗易懂的语言，系统阐释各类常见疼痛的病因、发病机制和发展规律，旨在为不同人群提供切实可行的预防策略和康复路径。从日常生活中的科学姿势、合理运动，到风险因素的识别与规避；从疼痛初起的自我评估、正确应对，到康复锻炼的实用技巧。本丛书力求引导公众走出认知误区，建立科学、理性的疼痛观，从疼痛的被动承受者转变为自身健康的积极管理者。

本丛书的出版得到了各分册主编的大力支持，凝聚了所有编委的心血与智慧。他们不仅是各自领域的学术翘楚和临床大家，更是怀揣医者仁心、积极投身健康科普事业的躬行者。我们谨向所有参与编写的专家致以最崇高的敬意与最诚挚的感谢，是他们的倾力奉献、严谨治学和对读者疾苦的深切共情，成就了这套丛书。

由于时间所限，丛书编写过程中难免有不足之处，期盼各位读者在阅读和使用过程中对丛书的不足提出宝贵意见，以便将来再版时不断完善。

编　者
2025 年 4 月

编写说明

　　医学影像学是现代医学的常用检查手段，随着科学技术的发展，医学影像学与新的科技成果不断融合，医学影像学迅速发展，不断出现新技术、新方法，从单纯形态学成像发展到现在的集形态、功能和代谢成像于一体的多模态成像技术，从原来单一的放射学发展成为现代医学影像学，包括 X 线、CT、核磁、超声、核医学、DSA 等影像学检查方法，同时通过与信息技术、人工智能等相结合形成了现代医学影像学系统，包括医学影像诊断学、医学影像治疗学、分子影像学、基因影像学等多门学科。医学影像学是一种非侵入性检查手段，具有直观、快速、准确的特点，借助各种成像技术使机体内部结构、功能和代谢过程可视化，在尽量不损伤患者身体的情况下，提供了机体、病变内部结构的详细信息，可以应用于医学各个领域、学科和系统，应用范围广泛。

　　疼痛是临床常见的症状之一，是机体对伤害性刺激的一种保护性生理反应或警示信号，可引起机体防御性保护，避免机体遭到更严重的伤害。疼痛的性质复杂多样，有时很难描述，可以涉及全身各个组织、系统和器官，由此涉及多种疾病和病理状态，严重影响患者日常工作、生活以及心理和生理健康。

　　医学影像学作为现代医学的"透视眼"，扮演着十分重要的角色，在疼痛检查中应用广泛。医学影像学可以明确疼痛病因、引导疼痛治疗、评估疼痛治疗效果并监测疼痛并发症情况，其中查明病因、尽早诊断最为重要，医学影像学对疼痛的发生具有精准定位、定性的能力，为疼痛病因的诊断、鉴别诊断提供了十分重要的依据。大多数疼痛患者病情变化快，使用医学影像学检查可取得良好的效果，诊断符合率高，而准确、快速地诊断疼痛病因对于患者的治疗和康复至关重要。

本书以通俗易懂的方式普及影像学检查技术术语及相关知识，以便读者能够更好地选择和利用影像学检查方法，充分发挥医学影像在疼痛诊断及治疗中的优势，同时指导读者积极地认识并运用医学影像学检查技术新成果，促进影像学检查能够更好地服务于临床。

本书是《疼痛预防与康复丛书》的分册之一，编写章节基本涵盖了本丛书所有疼痛分册的影像学检查部分，独立成书，没有分插到各分册，主要是考虑到医学影像虽然只是一门检查技术，但涉及内容广泛、专业性极强，新技术、新方法层出不穷。为保证本丛书的严谨性、专业性和科学普及性，全书以问答形式编写，尽可能将一些过于专业性和学术化的方式用通俗易懂的方式表述出来。本书共十章，第一章主要介绍医学影像学的前世今生，介绍了医学影像的发展史、医学影像学检查技术及医学影像学科的形成。第二章至第九章根据丛书分册内容编写相应部分的影像学检查、技术应用、注意事项及如何选择最适合的医学影像学检查。由于人们对影像学检查存在较多认知误区，为了"尊重事实、远离误区"，本书增加了第十章影像检查的常见误区。此章节主要是解答常见的认知误区，形式不同于前九章的问答形式，标题改为陈述句，下面为解答，希望通过本章节能够帮助读者真正认识医学影像学检查，消除误解，并能科学、理性地应用此项检查手段。

本书所有章节均由相关专家编写、修改和审核，具体如下：第一章刘春晓、王宏伟、宋连英；第二章王文华、冀春亮、张红；第三章黄明珠、程灵芝、张立苹；第四章付超、宋连英、廖良忠；第五章张楠、王文华、张红；第六章袁媛、刘春晓、廖良忠；第七章张楠、张红、程灵芝；第八章王宏伟、黄明珠、程灵芝；第九章黄明珠、张楠、张立苹；第十章王文华、冀春亮、宋连英；全书插图由宋连英、程灵芝完成，图片来自于北京中医药大学东直门医院；全书由宋连英统稿并做整体修改。本书在编写过程中得到了北京中医药大学东直门医院放射科蒋根娣教授、张立苹教授、鲁春磊、推拿科王锡友教授的关怀与帮助，借此深表敬意。

相信本书将会对读者有所帮助，对从事和研究疼痛的临床医生与影像学医生也有所裨益，由于时间有限，书中如有疏漏之处恳请广大读者指正。

编　者
2025 年 3 月

第一章

医学影像学的基础知识

第二章

偏头痛及关联疾病的影像学检查

第三章

颈项痛的影像学检查

第四章

肩臂痛的影像学检查

第七章

脊柱侧弯痛的影像学检查

第八章

胸腹痛的影像学检查

第九章

会阴痛的影像学检查

第十章
医学影像学检查的常见误区

第一章
医学影像学的
基础知识

医学影像学包括哪些学科？

医学影像学在临床中有什么作用？

医学影像图像存储与传输系统是什么？

X 线是怎么被发现的？为什么会应用于医学？

X 线检查进行疾病诊断的基本原理是什么？

……

第一节　医学影像学概述

?001

医学影像学包括哪些学科？

随着科学技术的不断进步，医学影像技术也快速发展。除常规 X 线摄影外，医学影像学还包括超声成像、X 线计算机体层摄影、磁共振成像、数字减影血管造影、放射性核素显像等。

超声成像技术从 20 世纪 50 年代至 20 世纪 60 年代开始在临床应用。首先是 A 型超声仪，用于肝脏病灶的测距，然后是用于心脏的 M 型超声仪，随之出现适用于全身各部位的 B 型超声仪，最后是多普勒及彩色血流显像。目前，超声成像以其无创伤、无射线、普及率高、便于床旁检查等优点，成为多种疾病的首选检查方法和筛查手段。

1969 年英国的豪斯费尔德（G.N. Hounsfield）成功设计 X 线计算机体层摄影（Computed Tomography，CT）装置，1972 年发布第一幅 CT 图像，1979 年获诺贝尔医学生物学奖。CT 的发明被认为是伦琴发现 X 线以来医学影像领域最伟大的发明，CT 扫描是通过围绕患者旋转的 X 射线发射器和环形排列的探测器阵列，从多个角度对患者体内的某一部位进行 X 射线扫描。由于不同密度的组织对 X 射线的吸收程度不同，探测器接收到的 X 射线强度会有所差异，这些差异被转换成电信号，并通过模拟数字转换器（ADC）转换成数字信号。早期的 CT 扫描设备完成一个层面扫描需要数分钟，而现在的 CT 扫描设备可以在数秒内完成整个扫描过程，且图像质量也在不断提高。CT 扫描已经成为临床常用的诊断工具，广泛应用于头部、胸部、腹部、骨骼系统等部位的检查。

磁共振成像（Magnetic Resonance Imaging，MRI，以下简称核磁）使用强大的磁场、无线电波和计算机技术来生成身体内部结构的详细图像。核磁的基本原理涉及使用一个静态磁场使身体内的氢原子核（质子）排列成特定顺序，然后通过无线电波脉冲扰动这些排列的质子。当无线电波关闭后，质子会返回到它们的原始状态，并在此过程中发射出信号。这些信号被核磁机器的接收器捕捉并由计算机转换成图像。核磁能够提供高对比度的清晰图像，且不必使用 X 射线或电离辐射，因此对人体相对安全。随着技术的发展，核磁还衍生出许多专门的技术，如核磁血管成像（Magnetic Resonance Angiography，MRA）、核磁波谱（Magnetic Resonance Spectroscopy，MRS）等，这些技术可以提供更多关于组织特性和功能的信息。

数字减影血管造影（Digital Subtraction Angiography，DSA）主要用于观察并显示血管系统的详细图像。它的基本原理是将注入造影剂前后拍摄的两帧 X 线图像通过数字化处理输入图像计算机中，然后通过减影、增强和再成像的过程消除血管造影影像上的骨与软组织影像，从而获得清晰的纯血管影像。DSA 临床应用非常广泛，它主要用于观察血管病变、血管狭窄的定位测量以及为介入治疗提供真实的立体图像。

放射性核素显像是使用放射性核素（即放射性同位素）作为示踪剂来评估人体器官或组织的形态和功能。放射性核素通常与某种可以被特定器官或组织吸收的化学化合物结合。之后放射性核素发射出的射线（如 γ 射线或正电子）可以被外部的探测器检测到。通过测量射线的强度和分布，可以生成显示放射性药物在体内分布的图像。这些图像可以反映器官或组织的血流、代谢活动、功能状态或结构变化。

经过 100 多年的发展，医学影像学已经形成完整的体系，成为现代临床医学学科发展的"火车头"，对许多临床学科的发展都发挥着很大的推动作用。目前，医学影像已逐渐发展成为现代医学最重要的临床诊断和鉴别诊断方法，是治疗疾病不可或缺的重要手段，为医学研究提供了丰富的数据支持，也是大型医院现代化的重要标志。

? 002

医学影像学在临床中有什么作用？

医学影像学在临床中的作用主要包括：

❶ 疾病诊断：医学影像学可以用于疾病的确诊和辅助诊断。

❷ 鉴别诊断：各种疾病有不同的特征。

❸ 疾病预防：体检项目、疾病监测。

❹ 医学研究：影像特征、客观指标。

❺ 介入诊断与介入治疗：介入放射学。

❻ 中医中药方面：延伸感官功能、穴位功能的研究，疗效指标的客观评价等。

? 003

医学影像图像存储与传输系统是什么？

图像存储与传输系统（Picture Archiving & Communication System，PACS）是一种图像信息管理系统，它将数字成像设备、高速计算设备、海量存储设备和诊断工作站通过网络结合起来，完成对数字化图像信息的采集、显示、处理、存储、诊断、输出、管理与查询，使图像资料得以有效管理和充分利用。

第二节　X 线检查

? 001

X 线是怎么被发现的？为什么会应用于医学？

影像学始于一个奇妙的 X 射线故事。伟大的德国物理学家 W.K. 伦琴于 1895 年 11 月 8 日下午，在实验室里应用阴极射线管进行实验研究，偶然发现当阴极射线管放电时，放置在其旁边的荧光屏发出了可见光。实验中阴极射线管用不透光线的硬纸板遮挡，这说明激发荧光屏发光的射线具有穿透性和荧光效应。他又进一步实验发现，该射线可使由不透光黑纸包裹的照相底片感光。为了验证其感光效应，伦琴为其夫人拍摄了佩戴结婚戒指的手部照片，这就是人类的第 1 张 X 线照片。经过多次重复实验后，他确信阴极射线管能发出一种肉眼看不见的射线，于是他用数学上未知数的最常用代号 X 将其命名为 X 射线，为纪念伦琴的发现，科学界又将其称为伦琴射线。

X 射线之所以会被应用于医学诊断，究其原因是伦琴夫人手的 X 线照片清楚地显示了骨骼结构，这也是人类首次在活体透过皮肤观察到的人体内部结构。此后，数家国际著名厂商很快就生产出医用 X 线机，将 X 线用于全身各部位疾病的诊断，从而诞生了医学上的一门新学科——放射诊断学，1901年伦琴获诺贝尔物理学奖。X 线的伟大发现，在近代科学理论及应用技术上，特别是医学科学领域的创新和突破方面都具有十分重要的意义。X 线在医学中的贡献有透视、摄片、DR 数字化直接成像（图 1-1）、造影检查、体层成像、乳腺钼靶（图 1-2）等。

最初，X 线诊断主要用于骨骼系统和胸部疾病的诊断。随后，人们发明向自然对比度不佳的部位引入对比剂，人为增加对比度的各种造影方法，进而能显示心血管系统、胃肠道、脊髓、脑室和脑池等结构，扩展了 X 线的临床应用领域，取得良好的诊断效果，为现代医学影像学奠定了坚实的基础。

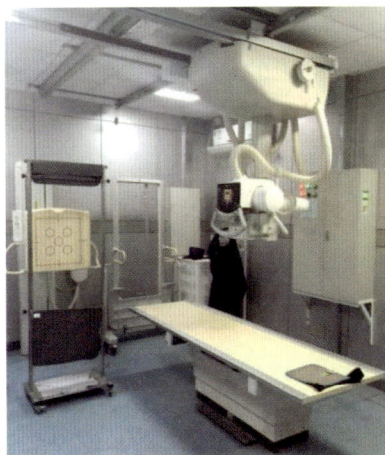

図 1-1　床式 DR

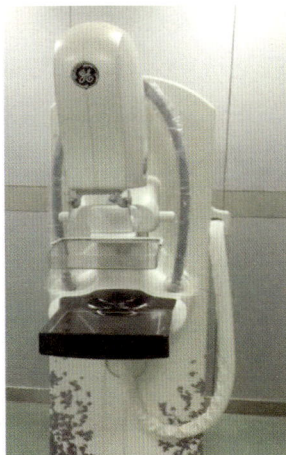

図 1-2　乳腺钼靶

002

X 线检查进行疾病诊断的基本原理是什么？

　　X 线成像就是大家常说的"拍片"。X 线具有一定的穿透性，人体各系统和组织结构之间存在着固有的密度和厚度差异。当 X 线穿透人体组织时，会发生不同程度的吸收，高密度组织如骨骼对 X 线吸收多，透过的 X 线少，所以在 X 线片上大家看到的肋骨、股骨、腓骨等骨骼呈白影；低密度组织如含气的肺，就与之相反，对 X 线吸收少，透过的多，呈黑影；中等密度组织如实质器官，介于前两者之间，呈灰影。

当人体组织结构发生病理改变时，固有的密度和厚度也会随之改变，当这种改变达到一定程度时，可以使 X 线图像上的正常黑白灰度对比发生变化，医生正是通过这种变化进行临床鉴别诊断。

❓003

什么情况下可以考虑做 X 线检查？

X 线摄影是骨科常用的一种检查方式。通过 X 线片，可以判断骨骼的连续性或完整性，判断是否发生移位、断裂、缺损等情况。但如果是隐匿性骨折、轻微青枝骨折及结构复杂部位的病变，还需要结合临床表现，进一步做 CT、核磁等相关检查。

X 线摄影也受到了儿科医生的青睐。在儿科，很多咳嗽、痰多、发热的患儿经常会收到一张胸片检查单。胸片可以进行肺部疾病的诊断、鉴别诊断及疾病筛查，而且射线剂量相对较低，尤其可用于对肺炎的诊断。肺炎是由于各种病原菌侵袭肺组织，出现充血、水肿、炎症性浸润。炎症病灶在胸片上表现为片状、点状或者是斑片状的密度增高影。医生通过胸片，可以判断患者是否患有肺炎、支气管炎、脓胸、气胸、胸腔积液等病症。

X 线摄影还可以判断肺部占位性病变、女性节育环的位置、结石的位置，以及诊断胃肠道穿孔、肠梗阻等疾病。

❓ 004

哪些人群不宜做 X 线检查？

X 线检查不适合以下人群。

❶ 妊娠期妇女及即将妊娠的妇女。X 线照射有可能引起胎儿畸形或新生儿智力低下。

❷ 共济失调性毛细血管扩张症患者。本病伴有免疫功能失调，如进行 X 线照射，患者免疫功能会进一步下降，容易诱发多发性恶性肿瘤。

❸ 布鲁姆综合征患者。患者生长迟缓，对白光过敏，X 线照射可诱发白血病等恶性肿瘤。

❹ 唐氏综合征（又称先天愚型）患者。X 线照射容易诱发各种肿瘤的出现。

❺ 其他疾病患者，如基底细胞痣综合征、汗管角化症、硬皮病多发性内分泌瘤等患者，不宜做 X 线检查。这些患者对 X 线敏感性高，在进行检查后容易导致身体的免疫系统出现问题，从而导致肿瘤的发生。

需注意，性腺、甲状腺、睾丸、卵巢等射线敏感器官也应尽量避免 X 线照射。

? 005

做一次 X 线检查的辐射剂量有多少？

生活中，大家一听到要做 X 线检查，总是担心有辐射。实际上，日常生活中的辐射无处不在，地球生活一年，每人每年平均接受的辐射剂量大约为 3mSv，即本底辐射。香烟里面同样存在有辐射的放射性元素，每天抽 10 支香烟，辐射剂量大概也是 2mSv。乘坐 20 小时的飞机，大概接收的辐射剂量是 0.1mSv。做一次胸片检查的辐射剂量一般是在 0.02~0.1mSv 之间，拍片部位不同，辐射剂量也略有差异，大概相当于 10 天的本底辐射，目前还没有证据表明低于 100 mSv 的辐射会对人体产生不良的影响。

国家规定放射工作人员每年接受的放射剂量不能超过 50mSv，因此，大家可以放心接受正常的 X 线检查，尤其在疾病需要的时候。在医生的指导下进行 X 线摄影是一项很安全的常规检查。

第三节　CT 检查

? 001

什么是 CT 检查？什么疾病可以用 CT 进行检查？

CT（Computed Tomography）即计算机 X 线断层扫描，是指通过 X 线球管中 X 线束环绕人体对人体检查部位一定厚度的层面进行扫描后，由探测器接受透过 X 线，将收得的模拟信号转变成数字信号输入计算机，经计算机处理后获得该层面的 CT 图像。可以将人体比喻成一颗西瓜，CT 就是把一整颗西瓜切成薄片来看西瓜的内部结构。CT 的优点在于可以在活体内逐层观察身体结构。

目前，CT 机（图 1-3）在国内已经非常普及，CT 检查已被广泛应用于各种疾病诊断、鉴别诊断、治疗随访及健康筛查中。一般来说，CT 对大部分器质性疾病都可以进行检查，尤其对密度差异大的器质性病变能做出准确诊断，适应证主要有以下三个方面：

❶ 首先是中枢神经系统疾病，CT 检查对脑肿瘤、脑出血以及脑梗死等疾病诊断效果好。

❷ 其次是腹部占位性病变，如肝、脾、胰、肾、前列腺等部位的肿瘤，另外 CT 检查对乳腺、甲状腺等部位的肿块也能清晰显示并做出初步诊断。

❸ 对呼吸系统、循环系统、骨骼系统内的病变也具有较大的诊断价值。

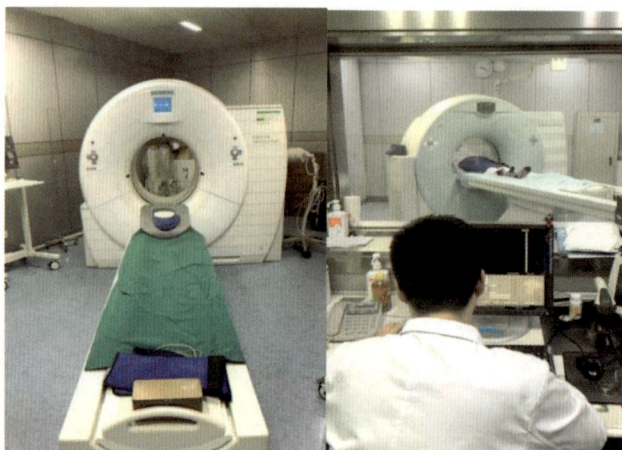

图 1-3　CT 机

❓002

CT 常用检查方法主要有哪些？

常用的 CT 检查方式主要有以下三种。

1 普通扫描

CT 普通扫描又称为平扫，是较为常见的检查方式，即无任何外加因素进行多层面横断的连续扫描。

2 增强扫描

经静脉注入水溶性有机碘对比剂后的扫描。相较于 CT 平扫，增强扫描具有更多的诊断优势。它能够提高正常组织与病变组织间的密度差，显示平扫未被显示或显示不清的病变，有助于病变的定位、定性及鉴别诊断。

3 特殊扫描

主要包括低剂量 CT 扫描、灌注成像、CT 能谱成像以及 CT 导向穿刺活检等。

不同疾病、不同部位根据需要选择适合的扫描方法，从而有助于清晰地显示病变，辅助医生对疾病进行明确诊断。

❓003

做 CT 检查时应注意些什么？

做 CT 检查时，应注意以下事项。

❶ 对于妊娠期妇女（尤其是妊娠前 8 周）、哺乳期及婴幼儿，非必要不做 CT 检查。

❷ 检查当天应穿宽松淡色素衣，检查时配合检查医生，去除带有金属物质的内衣、物品、饰品等，以免产生金属伪影，影响图像质量。

❸ 拍摄 CT 前，1 周内不要服用含金属的药物，不要做钡剂等检查。若已做钡剂检查，需等钡剂排空后才能做 CT 检查。如为急诊患者，应在给予清洁灌肠或口服缓泻剂使钡剂排空后，再行 CT 检查，以免产生伪影影响图像质量。

❹ 配合检查医生摆好体位后，保持不动，检查时配合进行平静的呼吸、屏气等，以免图像产生运动伪影，影响诊断。

❺ 检查中患者如有任何不适，应及时告诉检查的工作人员。

❻ 在做腹部（包括上腹部、下腹部）CT 检查时，需要空腹（前一天晚上 10 点后禁食，可喝少量水），做上腹部 CT 检查前还要适量喝水，检查前至少要禁食 6~8 小时并使胃排空，以便清晰地显示胆囊；适量（500ml 左右）喝水的目的是让胃和十二指肠充盈起来，更好地显示胃壁和胰头。下腹部则需要适当充盈膀胱（也就是憋尿），有利于观察膀胱，排除膀胱及周围脏器病变。

❼ 碘剂过敏者、严重心肝肾功能不全者、重症肌无力者禁止做 CT 增强检查，甲状腺功能亢进症、过敏体质者应慎做 CT 增强检查。

❽ 做完 CT 增强检查的患者，应多喝水，最好在候诊室、病房观察 30 分钟。如患者出现发热、恶心、呕吐、皮肤瘙痒及呼吸困难等过敏症状，应立即告诉医生并配合进行相应处理。若 30 分钟后未出现不适症状，则可离开。

第四节　核磁检查

？001

核磁检查有核辐射吗？

核磁共振成像（Magnetic Resonance lmaging, MRI）（图1-4）已成为临床最常用的影像学检查方式之一，但仍有患者担心有核辐射，会对身体造成伤害，甚至谈"核"色变。也有患者问，"这东西不会有核辐射吧？""多做几次不会得癌吧？"核磁检查真的有辐射吗？答案当然是没有，咱们一起来看看核磁的成像原理。它是利用人体中的氢原子核在高磁场中与射频脉冲电信号共同作用的成像方法。核磁中的"核"并非生活中常说的核辐射、核武器等的"核"，而是人体内含量最多的水中的氢原子核。核磁检查是利用的磁场，因此对人体无任何伤害，是无辐射、相对安全的检查方法，请患者放心检查。

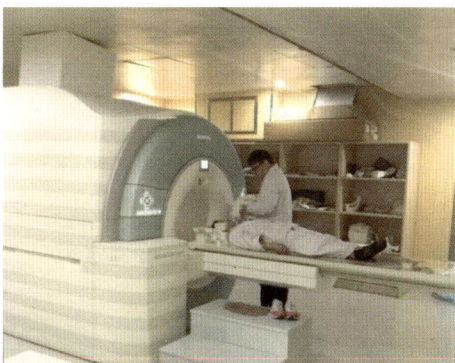

图1-4　核磁扫描仪

?002

做核磁检查需要注意些什么？

做核磁共振检查时，需要注意以下几点。

❶ 预约检查前告知医生既往病史，尤其是手术史。放置有金属内固定物，要明确该材料是否可以进行核磁检查，体内存在其他强磁性金属异物者如心脏起搏器、霰弹枪子弹残留、电子耳蜗等严禁进行核磁检查。

❷ 按预约时间提前 15 分钟到磁共振室等候，做好检查前准备，如签署知情同意书、存放好手机、钥匙、打火机、皮带，摘去活动性假牙、项链、耳环、手镯及膏药等影响检查结果的物品。

❸ 上腹部检查者需禁食 4 小时以上，泌尿系统检查者须膀胱充盈。

❹ 等待医生做检查前宣教，了解检查过程，消除恐惧心理，以提高检查的成功率。

❓003

核磁检查为什么不能带铁磁性物质进入扫描间？

磁共振设备是一个强大的磁体，相当于一块巨大的磁铁，能吸引一切铁磁性物质。铁磁性金属物质进入磁体间会产生"投射效应"，靠近磁体的铁磁性物质都会被吸附在机架上，像轮椅、平车、氧气罐、监护仪、手表、手机、钥匙等，因此电子产品和强铁磁性金属物质全部禁止进入核磁扫描间。由于核磁检查的特殊性，核磁扫描间一般都会配有专门的平车或轮椅帮助行动不便的患者进入检查间。

❓004

核磁检查的禁忌证有哪些？

核磁检查的禁忌证主要包括绝对禁忌证及相对禁忌证。

绝对禁忌证指的是在某些特定情况下，患者进行核磁检查可能会面临生命危险或严重伤害，因此这类患者严禁接受核磁检查。绝对禁忌证主要包括以下几个方面。

① 带有神经刺激器者、人工金属心脏瓣膜、金属关节、固定钢板、钢针等的患者。

② 带有动脉瘤夹者（非顺磁性材质如钛合金除外）。

③ 眼球内有金属异物者及电子耳蜗等铁磁性金属植入异物者。

④ 妊娠 3 个月内的早期妊娠者。

⑤ 高热患者（体温高于 39 ℃）。

相对禁忌证指的是在某些特定情况下，患者进行核磁检查可能存在一定的风险，但并非绝对禁止，而是需要采取适当措施或在特定条件下谨慎进行。相对禁忌证主要包括以下几个方面。

① 体内有金属异物（如钛合金材质的人工关节、假牙、节育环）、胰岛素泵等的患者如必须进行核磁检查，应慎重或取出异物后再行检查。

② 癫痫患者应在充分控制症状的前提下进行核磁检查。

③ 幽闭恐惧症患者，如必须进行核磁检查，应由家属陪同或必要时给予适量镇静剂后进行。

④ 孕妇和婴儿应征得医生、患者及家属同意后再行检查。

⑤ 儿童进行核磁检查必须由家属在旁陪同。

? 005

核磁检查需要预约吗?

相信在医院做过核磁检查的患者都会有比较"难忘"的经历,预约难、排队慢。核磁检查的时间相对比较长,同时做核磁的患者有限,每天的检查人数基本上都有一个限定范围。因此,患者做核磁检查通常需要预约。

预约核磁,可以让患者明确检查的具体时间及注意事项。

❶ 采集时间长。核磁检查是一项高精细检查,序列多、技术复杂、成像时间长。不同检查部位、不同病变性质所需要的检查时间不同,通常单个部位检查时间约 10~20 分钟,比如头颅检查需要 10 分钟左右,关节检查需要 15~25 分钟,增强检查及特殊部位检查时间就更长,大约 30~60 分钟。

❷ 核磁是一项特殊检查,检查前医生需要对患者既往史进行详细的了解。

❸ 为使检查结果更准确,有些部位需要做检查前准备。比如上腹部检查者需要空腹,禁食 4 小时以上,禁水 2 小时;泌尿系统检查前需要充盈膀胱;婴幼儿检查必须在睡眠状态下,必要时给予催眠及镇静药物。

❹ 辅助设备需要调整。不同部位使用线圈不同,提前预约省去了线圈拆来拆去的时间,以便更合理地安排时间。

❓006

做核磁为什么会有噪声？

在进行核磁检查时，患者经常会注意到检查室内会发出较大的声音，这可能会引起一些患者的不适或焦虑。核磁检查过程中产生噪音有多种原因，主要是梯度磁场的快速切换、磁场的相互作用、冷却系统和空间限制等原因。人耳的舒适度上限是 75 分贝左右，核磁检查时产生的噪音可达 82~118 分贝，有时会引起不适。为了减轻噪音对患者的影响，许多核磁机器都配备了消音或噪音降低技术。此外，检查前，医护人员会向患者解释可能出现的噪音，并提供耳塞或耳机来帮助患者减少噪音干扰。在某些情况下，也可以使用镇静剂来帮助特别焦虑的患者放松。

总的来说，核磁检查过程中的噪音是机器操作本身自带的属性，虽然可能会让患者感到不适，但通常不会对患者的健康造成影响。了解噪音的来源和采取适当的预防措施，可以帮助患者更加舒适地完成检查。

第五节　超声检查

❓001

超声检查涂抹的液体是什么？对人体有害吗？

　　超声检查涂抹的是医用超声耦合剂，简称耦合剂。耦合剂是水溶性液体，无色透明胶状，对人体无毒害，检查后擦净或用温水清洗即可。涂抹耦合剂的目的是使探头与皮肤之间接触良好，从而有利于超声波的传导，提高成像质量，使图像更加清晰。

❓002

彩超一定是色彩斑斓的吗？

　　有些患者认为彩超一定要色彩斑斓，就像彩色电视机一样。事实上这是人们对彩超的误解。彩超是在二维超声图的基础上用彩色图像实时显示血流方向和相对速度的一种超声诊断技术。彩超多用红、蓝色代表血流的迎向、背离方向，用颜色的深浅代表血流的快慢。简单地说，彩超就是高清晰度的黑白

B 超再加上彩色多普勒。医生先用 B 超观察二维结构，之后加用彩色多普勒血流成像对病灶内部及周边的血管进行观察分析，也就是平时大家所说的彩超。因此彩超并非色彩斑斓，只是在观察血流信号时，会部分显示红、蓝色。

❓003

超声检查前需要做什么准备？

不同部位做超声检查前应做好相应的准备工作：比如检查上腹部，特别是肝脏、胆囊、胆管、胰腺、腹部血管等需要空腹；检查盆腔、子宫、双侧附件、早孕、膀胱、前列腺、精囊腺等，需要先充盈膀胱；检查颈部血管、甲状腺等，宜穿宽松低领衣服；进行腔内超声检查，如妇科经阴道超声检查，需排空膀胱等。

❓004

超声报告上的无回声、低回声、高回声、强回声是什么意思？

超声射入体内，由表面到深处，经过不同声阻抗和不同衰减特性的器官与组织，会产生不同的反射与衰减，这种不同的反射与衰减是构成超声图像的基础。反射回来的超声即为回声，将接收到的回声，根据回声强弱，用明暗不同的光点依次显示在影屏上，就可表现为无回声、低回声或者不同程度的高、强回声。

无回声：一般是指液体，最常见于囊肿。

低回声：指回声比周围组织低，可以是结节、良性肿瘤，也可以是恶性肿瘤，具体情况还要结合超声其他特征进行判断。

高回声：一般为实性病变，常见于脂肪组织。

强回声：多见于钙化。回声只是超声的特征之一，具体疾病的判断还需结合其他特征及临床表现。

第六节　核医学检查

？001

核医学是什么？

核医学是利用放射性核素检查和治疗疾病的学科。核素检查主要包括 PET/CT 检查和 SPECT/CT 检查。PET/CT 主要在肿瘤、神经及心血管疾病中得到广泛应用；而 SPECT/CT 检查种类繁多，主要有全身骨显像、甲状腺显像、唾液腺显像、心肌显像及肾动态显像等。

核素治疗主要包括甲亢及分化型甲状腺癌 ^{131}I 治疗，骨转移 ^{89}Sr、^{153}Sm 或 ^{223}Re 治疗，皮肤 ^{32}P 敷贴治疗及肝恶性肿瘤 90Y 治疗。

? 002

核医学辐射存在于哪里？

都说核医学有辐射，那究竟核医学的辐射存在于哪里？扫描机器？检查室？空气？其实，核医学的辐射主要来自检查或治疗的药物，这些药物被放射性核素标记而具有放射性。简单来说，打了针、口服或使用了核素药物的患者，便是一个移动的放射源。除此以外，进行 PET/CT 和 SPECT/CT 检查的患者还会接受一部分 CT 扫描的辐射。

一次肾动态显像的辐射剂量约 1mSv，低于头部 CT；一次全身骨显像或心肌显像剂量约 6mSv，低于胸部 CT；一次 PET/CT 检查的剂量与一次腹盆部 CT 或增强 CT 辐射剂量相当，约 10~20mSv。单次检查辐射剂量控制在 50mSv 以下时不会对人体产生伤害，因此核医学检查辐射剂量较小，对大多数人来说是十分安全的。

第二章
偏头痛及关联疾病的影像学检查

偏头痛患者在什么情况下需要进行影像学检查？

偏头痛患者应做什么影像学检查？

偏头痛患者做 CT 或核磁检查并没有发现问题，

　　但就是头痛，是怎么回事？

三叉神经引起的偏头痛做哪种检查更有优势？

偏头痛选择做 CT 还是核磁？

......

第一节　偏头痛的影像学检查

? 001

偏头痛患者在什么情况下需要进行影像学检查？

半侧眼眶、太阳穴、脑门都疼，脑袋上似乎有一根血管时不时会跳动一下，每跳动一次就会伴随着一阵疼痛，咚次嗒次，咚次嗒次……这就是偏头痛的体验。那偏头痛到底是什么呢？下面就给大家讲讲。

头痛一般分为继发性头痛和原发性头痛。继发性头痛一般由其他疾病引起，比如脑血管疾病、脑部肿瘤等；而原发性头痛一般指的是检查不到原因的头痛，这其中就包括偏头痛和紧张性头痛，偏头痛的临床特征为反复发作性的、多为单侧的中重度搏动性头痛，常同时伴恶心、呕吐、畏光、畏声等症状。而且就现代研究来讲，由于人们不良生活习惯导致的颈源性头痛越来越多。偏头痛的疼痛感往往发生在头的一侧，多在眼眶、眶上或者太阳穴附近，往往会伴有恶心感。偏头痛发作很快，常有先兆，如眼花、预兆性单侧脑肿胀及轻度偏头痛，偶尔也会无先兆突然发作。

当偏头痛患者出现以下情况时应进行影像学检查。

❶ 首次发作或疼痛规律发生明显变化。当偏头痛首次发作，或者患者头痛的规律性、强度、频率等发生明显变化时，

如疼痛部位从一侧颞部搏动性疼痛突然变为炸裂性头痛，或头痛发作时间从白天变为夜间等，这时建议进行影像学检查以排除潜在的病因。

❷ 伴随其他症状。如果偏头痛伴随其他症状，如视力模糊、言语不清、肢体无力、麻木等，可能提示存在脑部病变，此时需要进行影像学检查以明确诊断。

❸ 持续性或频繁发作。对于持续性或频繁发作的偏头痛，尤其是经过药物治疗后症状仍未缓解的患者，建议进行影像学检查以排除脑部肿瘤、出血等病变。

另外，对于一些特定人群如老年人、有家族史的患者、患有其他慢性病（如高血压、糖尿病等）的患者等，偏头痛可能是其他疾病的表现或并发症，此时建议进行影像学检查以全面评估患者的健康状况。

❓ 002

偏头痛患者应做什么影像学检查？

偏头痛是一种常见的头痛类型，通常表现为一侧或两侧颞部反复发作的搏动性头痛，可能伴有视觉、体觉先兆以及呕吐等症状。在诊断偏头痛时，影像学检查对于确诊偏头痛的意义不是很大，但医生可能会选择必要的影像学检查，当然这不是医生故意让你多花钱，其主要目的首先是为了排除其他疾病的可能，从而帮助诊断疾病；其次是为了排除患者的心理担忧，即使医生不开这些检查，90%的患者往往会陷入自我怀疑，还会主动要求做这类检查才放心、安心；最后做影像学检查也能防范医疗事故诉讼，正所谓的一举三得。

对于偏头痛患者，医生可能会选择以下几种影像学检查。

❶ 核磁检查（MRI，图 2-1）：是利用磁场和无线电波生成身体内部详细图像的技术，是一项无痛、无害的检查技术。核磁可帮助医生观察患者颅内是否存在占位、出血、肿瘤、梗死等病变，从而排除部分偏头痛的潜在病因。

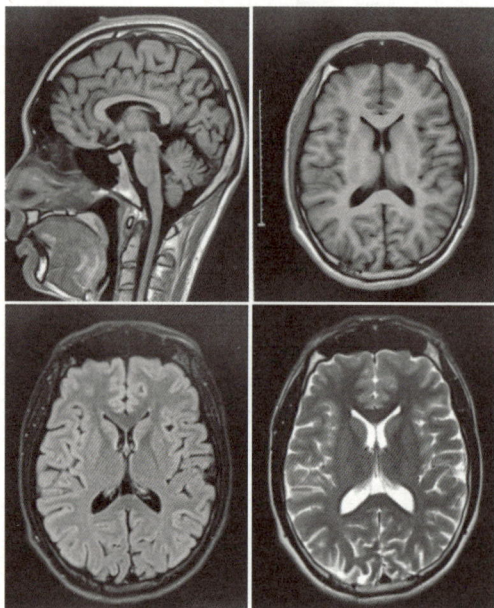

图 2-1　头颅 MRI 图像

❷ 磁共振血管成像检查（MRA，图 2-2）：是利用核磁技术来观察血管结构的技术。MRA 可帮助医生检查脑血管情况，是否有动脉瘤、狭窄、发育畸形等潜在问题，这些可能是偏头

痛的诱因。

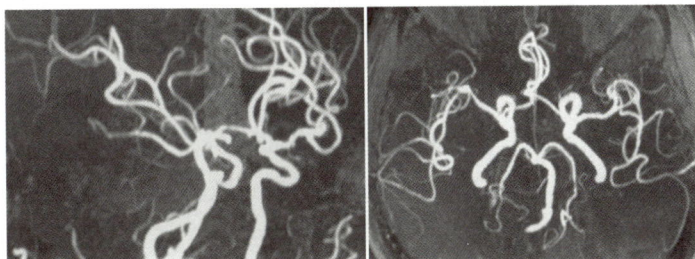

图 2-2 头颅 MRA 图像

❸ 头颅 CT 检查（图 2-3）：是利用 X 射线和计算机技术
生成身体内部断层图像的技术。头颅 CT 可以帮助医生排除较
明显的颅内病变，如肿瘤、出血等。

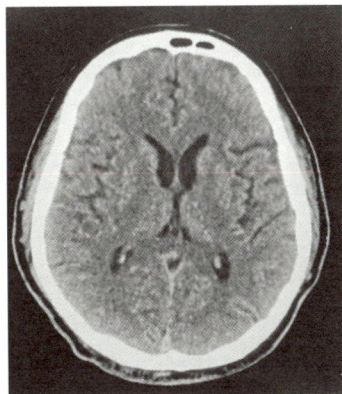

图 2-3 头颅 CT 图像

❹ 经颅多普勒超声检查（TCD）：是一种无创的血管检查
技术，通过超声波来评估脑血管的血流情况。TCD 可以帮助
医生验证是否存在脑血管痉缩、痉挛等问题，因为脑血管痉挛
是偏头痛患者的常见发病机制。

需要注意的是，虽然影像学检查在偏头痛的诊断中具有一定的价值，但偏头痛的确切病因尚未完全明确，因此诊断偏头痛通常需要综合患者的病史、症状、体格检查和影像学检查结果等多方面的信息。同时，医生还需要考虑患者的年龄、性别、家族史等因素，以制定个性化的治疗方案。

以上信息仅供参考，如果您有偏头痛的症状，建议及时就医并遵循医生的建议进行检查和治疗。

? 003

偏头痛患者做 CT 或核磁检查并没有发现问题，但就是头痛，是怎么回事？

偏头痛做 CT、核磁检查的目的主要是排除器质性病变问题，比如颅内肿瘤、脑血管病变等。

偏头痛的发病原因尚不十分清楚，目前认为可能与脑血管舒缩功能异常有关。在偏头痛的发作期，脑血管会发生舒缩功能障碍，导致局部缺血、缺氧，进而引发头痛。这种血管舒缩功能异常通常不会在 CT、核磁等影像学检查中表现出来。

偏头痛的疼痛程度与脑部神经递质的变化有关。在偏头痛的发作期，脑部神经递质如血清素、多巴胺等会发生异常变化，导致疼痛信号的传递和调节出现异常，进而引发头痛。这种神经递质的变化也不会在 CT、核磁等影像学检查中表现出来。

偏头痛的疼痛部位往往不固定，可以在头部的任何部位出现。因此，即使做 CT、核磁等影像学检查也很难发现明显的异常。偏头痛做 CT、核磁检查不出问题并不意味着没有疾病。对于偏头痛患者来说，及时就医、明确诊断并采取合适的治疗方法是非常重要的。

❓004

三叉神经引起的偏头痛做哪种检查更有优势？

偏头痛的引发原因可能涉及多个方面，包括遗传因素、精神因素、神经因素、血管因素、环境因素、饮食因素、不良习惯、内分泌因素、药物因素等。此外，外伤、劳累、强体力活动等也是偏头痛的可能诱发因素。三叉神经引起的偏头痛多为单侧头部的搏动性疼痛，其症状通常包括身体乏力、畏光、恶心呕吐、食欲不振、视物模糊等，还可能出现面部感觉异常、咀嚼困难、耳部疼痛、眩晕等症状。这些症状的出现可能与三叉神经受到压迫、刺激或损伤有关。三叉神经引起的偏头痛的发病原因包括神经损伤（如牙科或外科手术损伤了三叉神经）、遗传倾向、精神压力以及免疫因素等。三叉神经引起的偏头痛需要做的影像学检查主要包括以下几种。

❶ 颅底核磁检查（图 2-4）：通过颅底核磁可以检测三叉

神经痛的病变部位和范围，该检查可以显示三叉神经根或半月神经节，了解三叉神经病变的性质和位置，有助于医生制定合理的治疗方案。

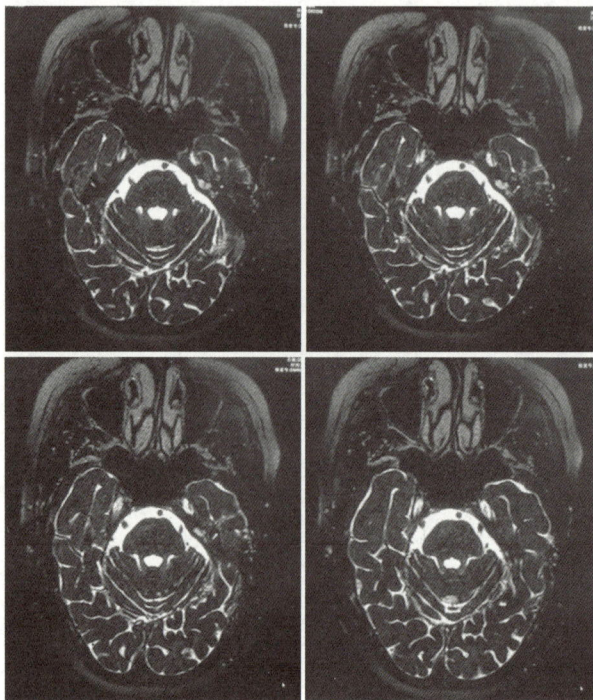

图 2-4　颅底三叉神经（核磁）

❷ 核磁断层血管成像检查（MRA）：这种检查能够清晰地显示脑桥、小脑角池内的脑神经出脑干段以及责任血管的关系，有助于判断是否存在血管压迫三叉神经的情况。

❸ CT 扫描检查：对骨组织成像更为敏感，可以评估三叉神经及其周围结构的位置、形态和大小关系，有助于诊断是否为三叉神经受到压迫所致的疼痛，如肿瘤等，进而确定是否需

要进行手术治疗。

以上检查可以帮助医生明确三叉神经痛的病因，从而制定针对性的治疗方案。需要注意的是，具体的检查项目可能因患者的具体情况和医生的建议而有所不同。其中最有优势的还是核磁及 MRA，可以通过高分辨率成像技术，清楚地显示三叉神经的解剖结构和组织情况，并且作为无创性的检查，降低了患者的痛苦，同时降低了并发症的风险，另外还可以提供包括三维图像、血流动力学数据和功能状态等在内的多维信息。

❓005

偏头痛选择做 CT 还是核磁？

偏头痛是原发性头痛当中最常见的一种，以反复发作的剧烈头痛并伴有恶心、呕吐为主要临床表现。偏头痛的诊断主要根据患者年龄、头痛的发作形式以及患者的既往疾病史、家族史等进行，头颅 CT 或者核磁并不是偏头痛诊断的必要检查。但是对于症状不典型且考虑其他疾病所导致的头痛患者，需要做头颅影像学检查。头颅 CT 检查价格低廉，操作方便，通常作为观察颅内病变的首选检查，头颅 CT 怀疑有颅内病变的患者，可以进一步做核磁检查。如果想观察颅底神经情况，还是建议首选颅底薄层核磁检查，因为头颅 CT 颅底容易出现骨伪影，对颅底神经的观察有时候不是很满意，而薄层核磁除了可以观察颅底神经外，还可以观察神经与相应血管的关系。

第二节 偏头痛关联疾病的影像学检查

?001

颈椎病引起的偏头痛常见病因是什么？

偏头痛不是头的问题，竟然是颈椎的问题？其实当颈椎发生病变或结构出现异常时，可能会导致疼痛发散，进而引发头部不适，这种疼痛可能会向头部放射，引起偏头痛的症状。常见病因如下。

❶ 睡眠姿势不当：睡眠姿势不当会导致颈部肌肉紧张和血液循环不畅，进而刺激神经根和血管，引起偏头痛。

❷ 枕头过高：枕头过高会使头部前倾，导致颈椎过度弯曲，增加颈椎负担，从而诱发偏头痛。

❸ 颈椎退行性变：颈椎退行性变会引起颈椎不稳定、骨质增生等问题，压迫周围组织和神经，导致偏头痛的发生。

❹ 颈椎间盘突出：颈椎间盘突出会压迫颈髓和神经根，引起疼痛和功能障碍，其中包括偏头痛。

❺ 颈椎增生：颈椎增生可能导致局部血液循环受阻，出现缺血缺氧的情况，进而诱发偏头痛。

❓002

颈椎压迫神经引发的偏头痛选择哪个影像学检查更有优势？

颈椎压迫神经引发偏头痛的影像学检查包括：

❶X 线检查：通过 X 线检查可以观察颈椎是否有骨质增生或椎间隙变窄等情况，从而判断颈椎病的严重程度。

❷CT 检查：CT 检查通过断层扫描显示脊髓、神经根、椎间盘的变化，从而更准确地观察颈椎病的严重程度和颈部神经的压迫情况。

❸ 核磁检查：颈椎核磁对于椎间盘、韧带、脊髓、血管、神经均可清楚显像，并且可以直接提供横断面、矢状面、冠状面和各种斜面的体层图像。核磁是颈椎病患者的首选检查方法，可以达到更精准的诊断并为治疗提供依据。

核磁检查在颈椎引起的偏头痛诊断中具有明显优势，主要因为颈部核磁具有以下特点：高分辨率成像；软组织分辨率高；多参数、多方位成像；无损伤、无痛苦、无辐射；鉴别诊断能力强。虽然核磁对骨性结构显示稍差，但仍能发现骨性结构病变的早期异常信号，仍优于 X 线片和 CT 检查。核磁也是颈椎病检查和诊断的重要手段，为临床治疗提供重要的参考信息，为患者的康复提供有力保障。

❓003

偏头痛不是头的问题，居然是因为"多心眼"？

患者：医生，我偏头痛又犯了，难受死了，这都痛了 20 多年了，能不能帮我彻底查一下到底是什么引起的？

医生：好的，你去做一些检查……

患者：我之前做过 X 线、CT、核磁，但是结果都没有问题。

医生：也许你更需要关注心脏方面的问题，去做个超声心动图以及右心声学造影检查。

患者：好的。

等待结果……

医生：你这病……其实是因为……你……"多心眼"！

患者：（更烦躁了）你才多心眼！

医生：不是，你先别着急，我说的这个"心眼"并不是你理解的那个！

案 例

40 岁的刘女士偏头痛已经反复发作 20 年，这 20 年来她被折磨得寝食难安，严重起来还会恶心、呕吐，稍微有点声音和强光照射就难受，同时伴有眩晕，一发作她就烦躁，心情变得很糟糕。为此刘女士也没少去医院看病，但是基本所有能做的检查都做过了，均未发现明显异常。最近，刘女士的偏头痛发作日渐频繁，持续时间也开始变长，这个病已经严重影响到了她的工作和生活。无奈之下，她来到北京某医院神经内科就诊，经验丰富的神经内科医生根据她的病症高度怀疑存在卵圆孔未闭。为进一步明确诊断，医生建议刘女士做一个经食管超声心动图结合右心声学造影检查（c–TEE）。

超声检查结果出来后，证明了医生的判断：①卵圆孔未闭；②右心声学造影阳性：Valsalva 动作后可见来源于心房水平的右向左分流。

卵圆孔未闭，这确实就像人的心脏上多了一个没必要的"心眼子"。明确诊断后，刘女士在医院心血管内科进行了了卵圆孔介入封堵术治疗，多出来的"心眼"给堵上了，术后头痛症状消失，生活恢复如常。大家是不是觉得很神奇？

偏头痛不是头的问题，居然和一个"卵圆孔"的东西有关。顽固性的偏头痛往往与卵圆孔未闭相关，如果您有以下这几项情况，建议做右心声学造影检查。

❶ 偏头痛，特别是有先兆偏头痛的患者。

❷ 原因不明的缺血性脑卒中、短暂性脑卒中晕厥患者。

❸ 需了解右心腔大小、心内膜边缘、室壁厚度、有无占位、瓣膜反流等。

❹ 怀疑肺动静脉瘘、静脉畸形引流患者或诊断某些先天

性心血管畸形。

⑤ 卵圆孔未闭封堵术后的检查。

⑥ 永存左上腔静脉和单纯性冠状静脉窦扩张的鉴别诊断。

❓004

三叉神经痛与偏头痛有什么不同？

三叉神经痛是三叉神经分布区的阵发性、反复发作性剧痛，无任何阳性体征。常发于中年女性，三叉神经的第 2、3 支最常受累，多单侧发生。疼痛性质为短暂的电击样、刀割样或撕裂样剧痛，突发突止，每次发作数秒或数十秒，一般不超过 2 分钟。疼痛以面颊、上下颌及舌部明显；有扳机点，轻触鼻翼、颊部和舌即可以诱发疼痛；洗脸、刷牙、咀嚼、打哈欠和说话时也可以诱发疼痛，以至患者不敢洗脸、进食，有面色憔悴和情绪低落表现。发作频繁，严重者可出现面部痛性抽搐。

偏头痛是反复发作的一侧或两侧搏动性头痛，2/3 以上的偏头痛患者为女性，大多数患者有家族史，发作频率从每周至每年 1 次至数次不等，偶可见持续性发作的病例。典型的偏头痛可分为三期。

❶ 先兆期：最常见的是视觉先兆，如视野缺损、暗点、闪光等，10% 的患者有视觉先兆或其他先兆，先兆持续数分钟至 1 小时后进入头痛期。

❷ 头痛期：头痛为搏动性头痛，也可为全头痛、单或双侧额部痛，头痛常伴有恶心、呕吐、畏光、畏声、易激惹、气味恐怖及疲劳感等，大多数头痛发作持续 2 小时至 1 天。

❸ 头痛后期：头痛消退后常有疲劳、倦怠、无力和食欲差等，1~2 日可好转。

三叉神经痛和偏头痛是两种不同类型的头痛，它们在病因、症状、疼痛部位和治疗方法等方面存在显著差异（表 2-1），需要根据具体情况进行诊断和治疗。

表 2-1　三叉神经痛和偏头痛的区别

维度	三叉神经痛	偏头痛
病因	主要与三叉神经血管压迫有关，即血管搏动性压迫导致神经脱髓鞘病变而产生疼痛	确切病因尚不清楚，但可能与遗传、饮食、环境和激素变化等多种因素有关
症状	在头面部三叉神经分布区域内，骤然发生闪电样、刀割样、烧灼样、顽固性、难以忍受的剧烈性疼痛	包括单侧头痛、搏动性疼痛、恶心、呕吐和对光和声敏感等
疼痛部位	局限于三叉神经分布区域，即面部、口腔或下颌	通常在头部的一侧，可能会扩散到颈部和肩部
治疗方法	主要是药物治疗，如卡马西平、奥卡西平等。对于药物治疗无效或不能耐受药物治疗的患者，还可以考虑手术治疗	包括药物治疗和非药物治疗，如避免诱因、保持健康的生活方式、服用药物等

第三章

颈项痛的影像学检查

脖子疼不舒服，都是因为颈椎病吗？

如何应用影像学检查诊断颈椎病？

颈椎病的影像学表现有哪些？

做了很多影像学检查都没有发现问题，但仍然
　脖子疼是什么原因？

颈痛做完核磁检查后，还需要做其他检查吗？

……

❓ 001

脖子疼不舒服，都是因为颈椎病吗？

颈椎病是指颈椎间盘退化导致椎管狭窄从而压迫颈部的脊髓引起的一系列症状。颈椎病随着年龄的增长以及不良的生活习惯，患病率逐渐增加，并且年轻患者越来越多。颈椎由七个椎骨组成，这些骨骼由椎间盘分隔开，颈椎中央的管道称为椎管，容纳着颈部脊髓，沿着脊髓的全长，脊神经从椎骨之间穿出，与全身神经相连，颈部的肌肉和韧带支撑着脊柱。

导致颈部疼痛的因素有很多，包括骨性关节炎、椎间盘病变、外伤、肿瘤、感染、肌筋膜疼痛、斜颈、颈部鞭甩性损伤等。面对这些患者时，临床医生往往会通过影像学检查及临床表现来评估颈部的肌肉、结缔组织以及神经组织的功能受损情况。

❓ 002

如何应用影像学检查诊断颈椎病？

颈椎病的影像学检查主要通过以下几种方法进行。

❶ X 线检查（图 3-1）：这是评估颈椎病的常规方法，通

常包括正位、侧位、斜位片，可以观察颈椎的生理曲度、韧带退变、椎体骨赘、钩椎关节和椎小关节退变、椎间隙狭窄等。颈椎伸屈动态侧位片，可以评估颈椎的节段性不稳定。

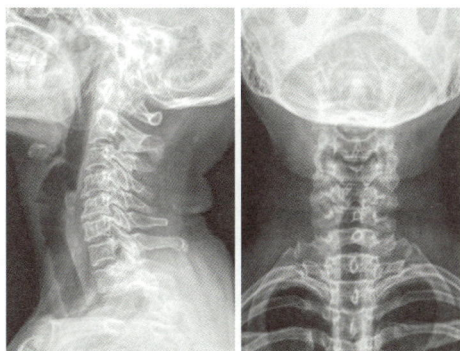

图 3-1　颈椎正侧位（X 线）

❷ CT 检查（图 3-2）：可以提供更详细的骨骼结构信息，如椎体缘骨质增生甚至骨赘形成、椎间隙变窄、椎管狭窄、椎间孔狭窄、椎间盘内积气等。

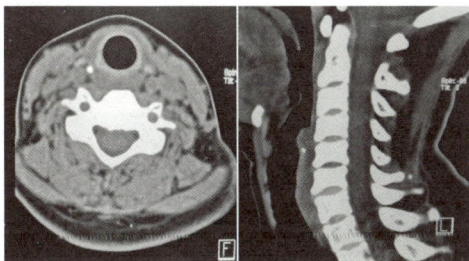

图 3-2　颈椎（CT）

❸ 核磁检查（图 3-3）：能够提供颈椎软组织和脊髓的高分辨率图像，对于颈椎间盘变性、突出、脊髓受压、脊髓水肿、囊性变等病变的评估非常有用。

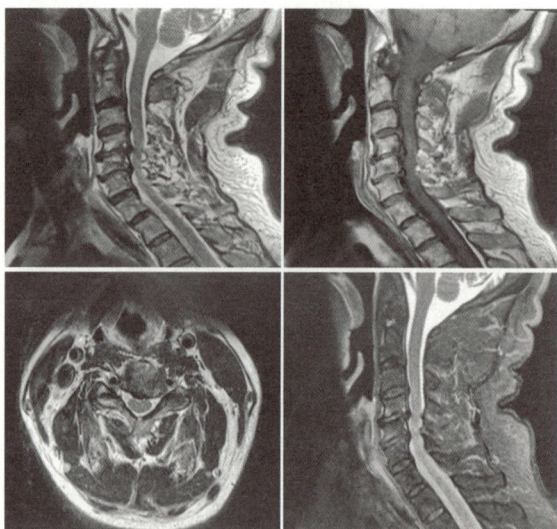

图 3-3　颈椎（核磁）

❹ **超声检查**：在颈椎病的诊断中应用较少，但在某些情况下可用来评估颈部血管情况。

❺ **椎动脉检查**：如椎动脉 DSA、CTA（图 3-4）、CE-MRA（图 3-5）、CDFI 等，用于评估椎动脉型颈椎病，主要表现为椎动脉的受压、移位、迂曲、狭窄、闭塞等改变。

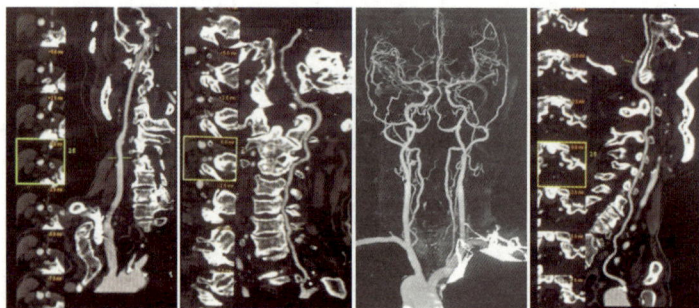

图 3-4　头颈部动脉血管（CTA）

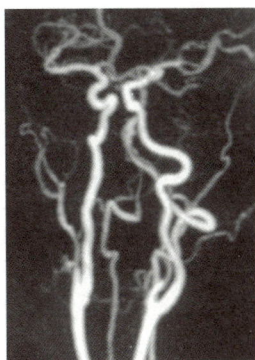

图 3-5 头颈部（CE-MRA）

?003

颈椎病的影像学表现有哪些？

颈椎病的影像学表现（图 3-6）包括但不限于以下几种。

❶ 颈椎生理曲度的改变，椎体滑脱等。

❷ 椎体前后缘骨质增生，关节间隙变窄。

❸ 钩椎关节骨质增生，上下关节突、关节间隙变窄，关节面不均匀硬化，引起骨性椎间孔变小。

❹ 椎间盘的膨出、突出，压迫脊神经。

❺ 黄韧带肥厚，项韧带钙化。

❻ 骨性椎管和软组织椎管狭窄，导致神经受压。

❼ 椎动脉受压等。一些患者有先天性颈椎管狭窄，由颈椎病引起的压迫可能会导致更严重的问题。

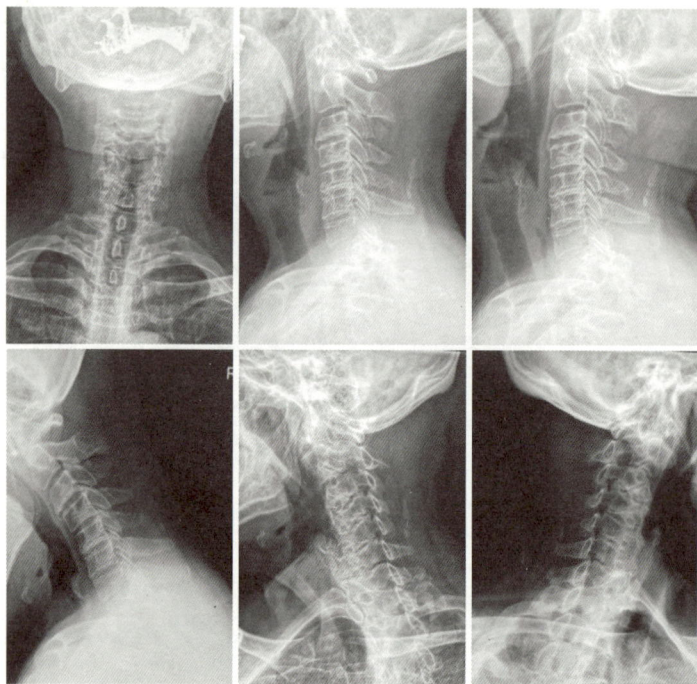

图 3-6　颈椎病（X 线）

❓ 004

做了很多影像学检查都没有发现问题，但仍然脖子疼是什么原因？

　　脖子疼痛可能由多种因素引起，即使影像学检查没有发现异常器质性病变，并不代表不会引起疼痛。以下是一些在医学影像学检查中未发现明显异常，但仍然会导致脖子疼痛的原因。

❶ 长时间保持不良姿势，比如长期低头玩手机，导致颈部肌肉过度拉伸或痉挛引起肌肉劳损；枕头不适可能导致颈椎长时间处于非自然状态，引起颈部疼痛；一些不良生活习惯，比如含胸驼背、肩内扣等，导致颈部肌肉紧张、弱化和疼痛，这些颈部的影像学检查结果可能是正常的。

❷ 一些疾病的初期症状不典型，如强直性脊柱炎等，但也会引起颈部疼痛。

❸ 患者的压力和紧张有时也可以通过肌肉紧张表现出来，尤其是颈部和肩部的肌肉。

患者的主观症状与影像学检查异常并不一定有必然的联系，部分人尽管没有颈部疼痛的症状，但也表现出大范围的医学影像异常，包括椎间盘突出、神经根和脊髓受挤压。如果影像学上有异常表现，但临床没有相应的症状，这些异常则可能是无症状的退行性变化。然而在一些情况下，退行性变仍被认为是导致机械性颈部疼痛的可能因素，尽管这些变化也会出现在没有临床症状的个体身上，是非特异性的，多见于老年人。所以影像学检查结果需要与患者的临床症状相结合，以做出准确的诊断。

? 005

颈痛做完核磁检查后，还需要做其他检查吗？

　　有些患者可能会认为最贵的检查就是最高级的、最全面的检查，不能理解都已经做了核磁，为什么还需要再做其他检查。对于通过核磁检查确认无颈椎结构损伤的患者，通常不需要再进一步检查，但如果核磁提示颈椎结构有损伤时，根据病情的特点，仍需要进一步完善其他检查，比如颈椎过伸过屈侧位片，用于观察颈椎关节前屈和后伸活动时的稳定性；脊柱三维 CT 检查，用于评估颈椎骨结构的细节，尤其需要判断骨结构是否存在变异、细微骨折、骨关节炎等。

　　核磁检查在颈椎病引起的颈部疼痛诊断方面具有一定的优势，通过颈部核磁检查就可以确定病因，不再需要其他检查，但有些患者通过核磁检查发现了其他疾病，如发现颈椎骨转移的患者，则需骨扫描或 PET–CT 进一步检查确诊。

❓006

颈部疼痛伴咽痛、咽部不适感可以选择什么检查方法来明确病因呢?

　　颈部不适伴咽喉痛、咽部不适感可能是扁桃体炎、慢性咽喉炎、鼻咽部占位(图3-7)、颈部淋巴结炎、胃食管反流及喉癌等疾病,可选择超声、CT和核磁等影像学方法。超声检查可以敏感地检测淋巴结大小、形态、血流及周边等,初步判断淋巴结的良、恶性。CT和核磁的颈部平扫及增强检查可观察扁桃体有无肿大及占位,病变累及范围及有无肿大淋巴结,显示淋巴结大小、形态及内部结构、强化方式和周围组织结构的变化,如炎性的淋巴结肿大,周围渗出模糊;转移性淋巴结肿大呈分叶状,轮廓清晰;环形强化可能是结核性,中央不规则、周边强化可能是转移性,淋巴瘤多表现为均匀强化。

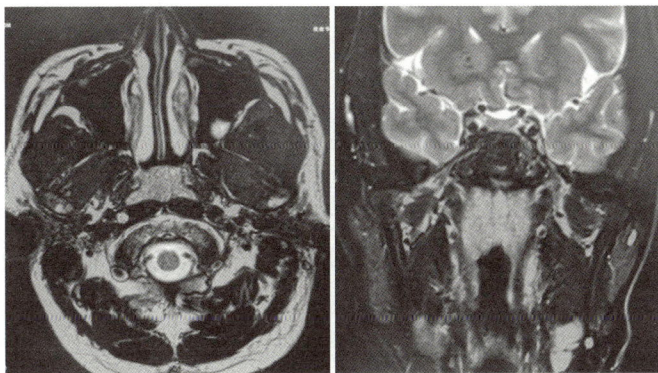

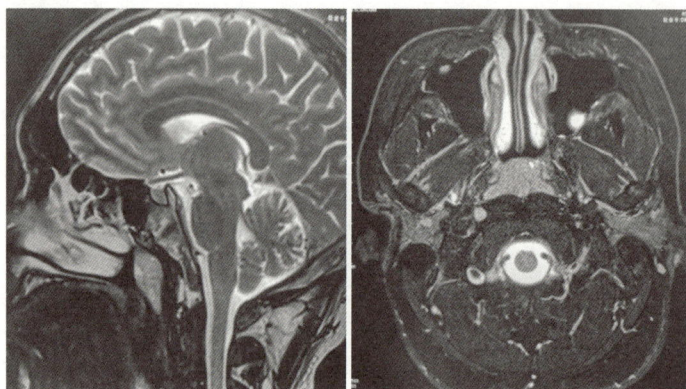

图 3-7 鼻咽部占位（核磁）

?007

脖子疼痛在什么情况下需要进行影像学检查？

多数颈部疼痛的患者，病程不长、疼痛仅局限于某个点或某个部位，没有合并明显的肢体麻木疼痛症状，并不需要立即进行影像学检查，这类患者一般考虑以肌肉、筋膜损伤为主，医生一般根据详细的病史采集及体格检查即可确诊，且一般通过针对性的理筋正骨手法配合药物治疗可以获得很好的效果。如果患者存在"警示特征"，如颈痛越来越严重、颈痛伴下肢无力、步态异常、大小便功能障碍、发热、寒战、不明原因的体重下降、癌症病史、近期重大创伤等，医生怀疑某些其他疾病时，通常需要及时进行影像学检查评估。如果患者颈痛影响日常活动或工作，且经过 6 周的保守治疗无效，或者神经系统表现越来越严重，也建议进行影像学检查。

如果患者近期受过外伤，则需要进行 X 线及 CT 检查，判断骨骼的异常，是否存在骨折及是否对脊髓造成损伤；如果患者存在神经系统症状，如无力或麻木，通常要做核磁或 CT。核磁与 CT 相比，能够更清晰地显示软组织（包括椎间盘和神经）的情况。

影像学检查的目的在于对可能引起上述临床症状的疾病提供诊断依据并指导治疗，确定是否需要手术或其他干预治疗（如颈椎病变导致的神经根压迫可能需要手术干预），同时能监测退行性病变的进展情况来评估治疗效果。

❓008

颈痛需要做什么影像学检查？

颈痛是颈椎病的常见症状之一，但并非所有颈痛都是由颈椎病引起的。颈痛也可能由其他原因引起，如肌肉痉挛、韧带损伤、纤维肌痛等。颈痛时，可以对患者进行颈椎 X 线、CT、核磁等影像学检查。

❶ 颈椎 X 线检查：大多数情况下作为颈痛的首选检查方法，可分为颈椎正侧位片、颈椎过伸过屈侧位片、双斜位片，必要时拍摄颈 1–2 椎体（寰枢椎）开口位（图 3–8）。X 线检查主要用来观察颈椎的骨质情况，如钩椎关节骨质增生、骨

折、肿瘤、韧带骨化、椎间孔变化等以及颈椎的活动功能情况，如生理曲度变化、椎体滑脱等，如果 X 线检查发现了除年龄相关退行性改变之外的其他异常，则应进行核磁检查。

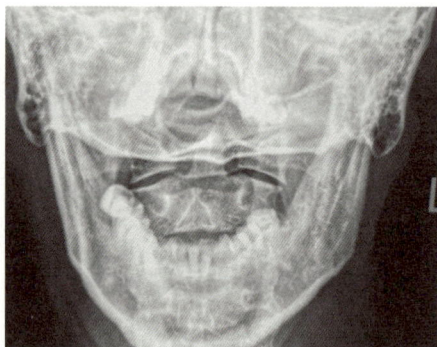

图 3-8　寰枢椎开口位（X 线）

❷ 颈椎核磁检查（图 3-9）：若考虑感染、恶性肿瘤、进行性神经根病或脊髓受压的患者，则应进行颈部核磁检查，可以显示脊髓、神经根、骨髓、椎间盘和其他软组织，对颈椎病的诊断具有重要价值。核磁检查对软组织成像有很高的分辨率，可以很好地观察椎间盘的情况，清晰地显示椎间盘形态、有无变性，并能显示与硬膜囊、神经根、脊髓等周围组织的关系；在椎管内各类病变及颈部软组织病变等方面也具有明显优势。此外，核磁检查与 X 线、CT 检查不同，它没有辐射，是安全可靠的检查。虽然核磁检查存在费用相对较高且耗时较长的缺点，但 X 线和 CT 无法全面评估脊髓、神经及椎管内疾病的情况，对此还应该首选核磁检查。核磁对于钙化、骨化和细微骨质改变的显示不如 CT，所以骨骼相关疾病要选 CT 检查。

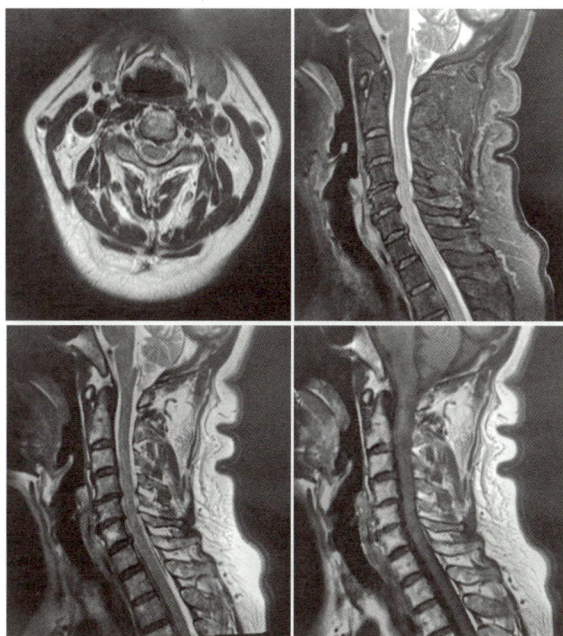

图 3-9　颈椎病（核磁）

❸ CT 检查（图 3-10）：CT 检查比 X 线检查更精准一些。对于有重大创伤病史的患者，应首选 CT 检查，能够发现 X 线检查看不到的细微骨折，对于钙化性肌腱炎等的诊断也有所帮助。CT 能够提供比 X 线更详细的横断面图像，颈椎 CT 的优势在于：a. 图像分辨率明显提高，CT 扫描可以做到薄层重建，把颈椎横断面分成层厚为 1mm 的图像，清晰地显示细小的病变，比如细小的骨折、微小的骨质破坏等；b. 可以观察软组织情况，比如常见的椎间盘突出、比较明显的软组织肿瘤；c. 可以对颈椎进行矢状位或冠状位重建及三维立体重建，可从多个平面的不同角度去观察颈椎情况。此外，对于一些需要实施脊柱手术的患者，CT 图像可以起到术前定位的作用，帮助医生

根据患者个体的骨关节解剖特点进行手术。

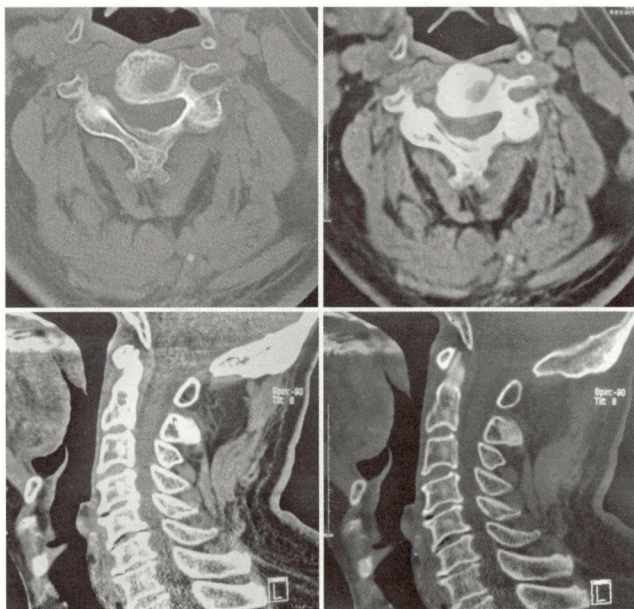

图 3-10　颈椎病（CT）

❹ 脊髓造影检查：这是一种侵入性检查，通过注射造影剂来观察脊髓和周围结构。由于核磁和 CT 技术的发展，脊髓造影目前已较少使用，通常只在特殊情况下考虑。

❺ CT 血管造影（CTA，图 3-11）或磁共振血管造影检查（图 3-12）：当怀疑颈椎病可能涉及血管问题时，如椎动脉受压，可以采用这些方法来评估血管的状况。

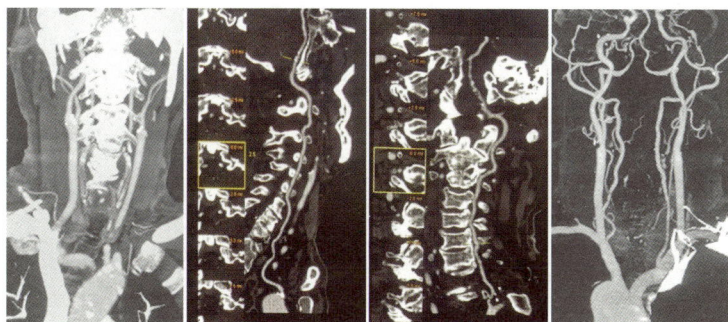

图 3-11 CT 颈部血管造影（CTA）

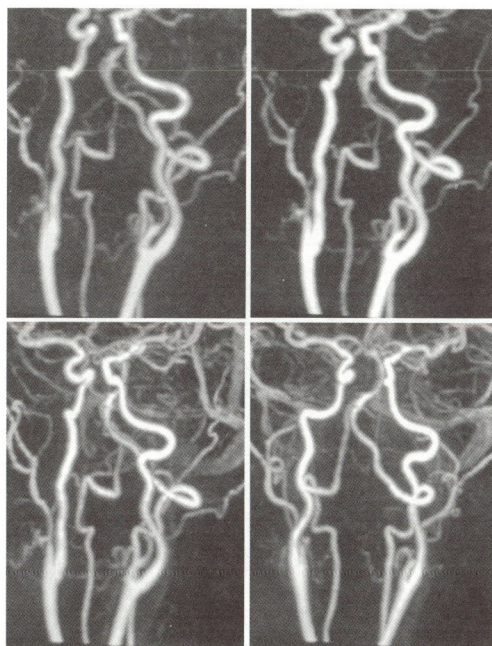

图 3-12 颈部磁共振血管造影（CE-MRA）

影像学检查并不能单独作为诊断依据，必须结合患者的临床症状和体征。患者应避免仅根据影像学报告自行做出诊断，影像学表现需要专业医生结合临床进行综合分析得出专业的解释，包括异常结果的可能原因、影响以及后续的治疗方案。

❓009

颈部摸到结节或肿块合并疼痛需要做什么影像学检查？

颈部摸到结节或肿块合并疼痛可能由多种原因引起，包括感染、肿瘤、甲状腺疾病、淋巴结肿大等。为了确定颈部包块的性质和原因，往往需要进行如下影像学检查。

❶ 超声检查：超声是评估颈部包块的常用方法，无创伤、经济、无痛苦，可以提供关于肿块大小、形态、内部结构以及与周围组织关系的信息。超声引导下的穿刺活检也可以用于进一步诊断，还可以观察周围淋巴结的大小、形态、结构。此外，超声是甲状腺病变定性诊断的首选检查方法，可以评估甲状腺结节的大小、形态、边界等特征，初步判断良、恶性。

❷ CT 检查：尤其适合评估颈部骨骼和软组织病变，对于发现肿块的边界、内部结构、与周围结构的关系以及是否有淋巴结肿大、淋巴结融合等情况都很有帮助；对于胸骨后甲状腺病变和颈部较大的占位性病变也具有优势。

❸ 核磁检查：对于软组织的分辨率更高，可以更清晰地

显示颈部的血管、神经和肌肉等结构，更好地观察肿块内部的结构，有助于判断肿块的性质，特别是用于对软组织肿瘤（图 3-13、图 3-14）或感染性病变的诊断。

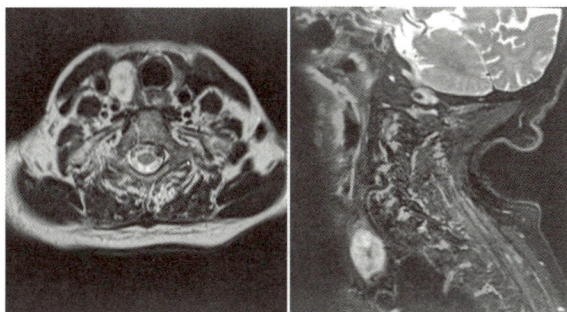

图 3-13　甲状腺右叶占位性病变（核磁）

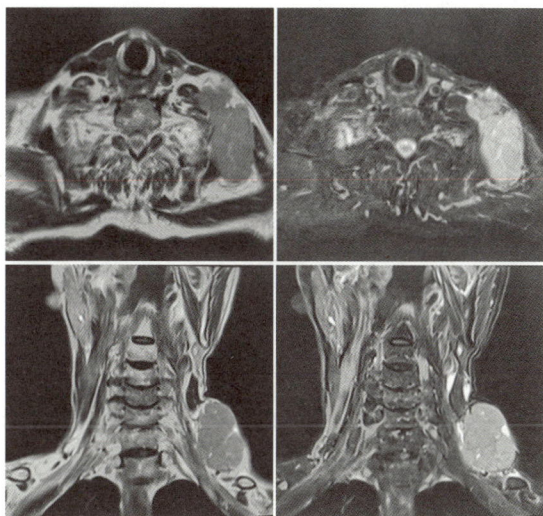

图 3-14　左侧锁骨上窝占位性病变（核磁）

❹ 正电子发射断层扫描（PET）：PET 扫描可以评估肿块的代谢活性，对于区分良、恶性肿瘤，以及发现肿瘤的远处转

移非常有用，但成本较高。

⑤ 其他特殊检查：如发现甲状腺病变时 ^{131}I 全身成像对于摄碘的甲状腺癌复发或转移灶有诊断价值，可以发现具有摄碘能力的病灶。

第四章
肩臂痛的影像学检查

肩痛需要做什么影像学检查？

老年人肩部疼痛、胳膊抬不起来，就是患肩周炎

　　了吗？如何通过影像学检查进行鉴别？

不小心摔了一跤后发现肩关节变形且活动受限，

　　需要做核磁检查吗？

肩痛，一定是肩的问题吗？如何通过影像学检查

　　确定病变部位？

肘关节不舒服、有隐痛，需要做什么检查？

　　……

第一节　肩痛的影像学检查

❓ 001

肩痛需要做什么影像学检查?

医学影像学检查方法有很多,当肩部出现疼痛时,医生可能会建议进行影像学检查,如何正确选择影像学检查方法,让人困惑。下面我们从医学影像医生的角度给大家一些建议。

❶X线检查:X线能够显示骨和关节结构,有助于诊断是否存在骨折、脱位等异常情况。如果肩痛是由外伤引起的,比如跌倒、撞击等,X线检查是首选检查方法,可以明确是否有骨折、脱位;如果老年人无明显诱因出现肩痛症状,也可以首先进行X线检查,筛查是否由于骨质异常导致的疼痛,如老年人退行性骨性关节病、骨肿瘤等;当X线检查显示骨质结构没有明显异常改变,这时候则需考虑软组织损伤的可能,X线检查对软组织病变显示不敏感,当有明显的软组织改变时,X线检查也可以在一定程度上有所显示。肩关节正位平片可以作为肩痛的首选检查方法(图4-1)。

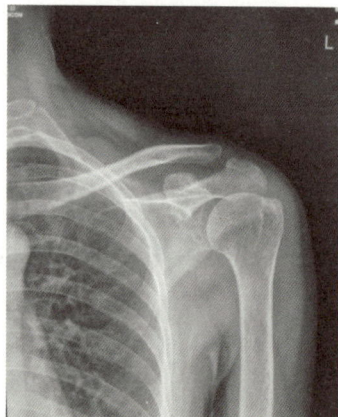

图4-1　左肩关节正位(X线)

❷CT 检查（图 4-2）：CT 的检查原理和 X 线类似，与 X 线相比，CT 检查的优势在于可以提供被检查部位的横断面图像，同时可以分骨窗和软组织窗进行观察，对图像细节的显示更具有优势，有助于判断是否有未移位的骨折、不明显的脱位、关节囊及肩关节周围软组织损伤等。比如外伤的患者，当 X 线检查没有发现明显的错位骨折，但其临床症状很重，这时就要高度怀疑是否有隐匿性骨折，此时 CT 检查就非常有必要了。再比如怀疑肩关节肿瘤的患者，CT 检查对显示肿瘤内部的骨性成分有很大优势，且较 X 线能更清晰地显示病变的形态、大小、边界、硬化等信息。CT 在显示骨骼病变方面具有很大优势，可以进行三维立体重建，通过不同断层观察骨骼的细微结构，同时建出三维立体图像，从不同角度进行观察。

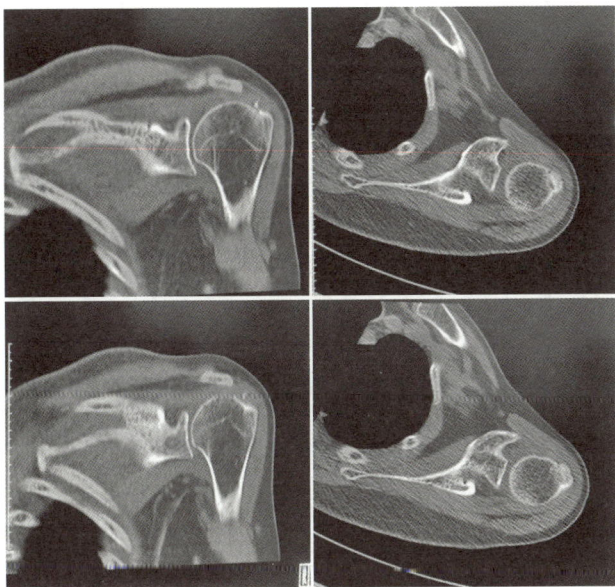

图 4-2　肩关节（CT 平扫）

❸ 核磁检查（图 4-3）：核磁对软组织具有较高的分辨率且无辐射，对于评估肩袖损伤、肩周炎、肩袖撕裂、关节腔积液、韧带撕裂、关节囊肿胀等软组织损伤具有独特的优势。比如怀疑肩痛是由于肩周炎、肩袖损伤等软组织问题引起时，核磁是最理想的检查方法。核磁可以清楚地显示肩袖间隙有无异常高信号、喙肱韧带的形态、腋囊有无增厚及信号的改变、肩袖有无异常高信号等影像表现，这也是诊断肩周炎、肩袖损伤的必要条件；也可以清楚地显示关节软骨有否损伤，关节囊及滑囊有否积液，滑膜是否有增生等异常改变。此外，核磁也可以清楚地显示骨髓的异常改变，这是 X 线和 CT 不可比拟的。比如外伤患者做 X 线和 CT 检查没有发现明显的骨质异常，但患者症状还是较重，这时可以考虑核磁检查，核磁检查能发现骨髓损伤或者骨髓水肿，虽然没有达到骨折，但骨质还是有所损伤。

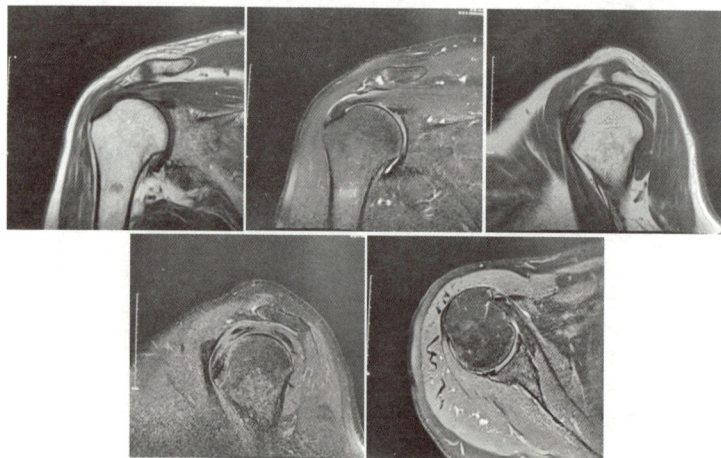

图 4-3　肩关节（核磁）

❹ 超声波检查：超声波检查简单、方便，是一种非侵入性的影像学检查方法，可以清晰地显示软组织的情况，如肌肉、肌腱、韧带等。如果肩痛与这些软组织损伤有关，超声波检查是一个可行的选择。

❺ 肩关节造影检查：造影技术通过注入造影剂来增强图像的对比度，有助于发现微小的损伤或异常。在医生的监督下将造影剂注射到肩部，并立即进行后续的 X 线或核磁检查，有助于提供更详细的肩关节内部结构信息。但肩关节造影属于有创检查，应根据患者情况慎重选择。

综上所述，在选择影像学检查方法时，医生通常会根据患者的病史、症状、体格检查结果以及可能的病理变化来综合考虑，有时可能需要结合多种检查方法以获得更准确的诊断结果。因此，建议患者在医生的指导下选择适合的影像学检查方法。

❓002

老年人肩部疼痛、胳膊抬不起来，就是患肩周炎了吗？如何通过影像学检查进行鉴别？

肩周炎是老百姓很熟悉的疾病，也叫"冻结肩"，基本上一出现肩膀疼痛，就可能考虑肩周炎。但事实真的如此吗？当然不一定，还有可能是和肩周炎症状非常相似的另一个肩部疾病，即肩袖损伤。那通过影像学检查如何区分呢?

1 肩周炎 (Frozen Shoulder)

亦称粘连性肩关节囊炎，是肩关节周围肌肉、韧带、肌腱、滑囊、关节囊等软组织损伤、退变而引起的关节囊和关节周围软组织的一种慢性无菌性炎症。美国肩肘学会 (American Shoulder and Elbow Society) 对肩周炎达成了共识，将其定义为一种以肩关节进行性功能受限伴主动和被动关节活动度减少且盂肱关节无明显影像学改变为特征的疾病。肩周炎的检查方法包括 X 线片、核磁检查和肩关节造影。

X 线片检查是诊断肩周炎的常见方法之一。肩周炎的 X 线表现 (图 4-4) 有：肩峰下脂肪线模糊或消失 (早期表现)；肩部软组织内钙化影 (肌腱、关节囊内钙化)；骨质增生 (大、小结节，肩峰)；关节间隙变窄，骨质疏松。

核磁检查是目前诊断肩周炎最常用的检查方法，可以清晰地显示肩关节周围关节囊的

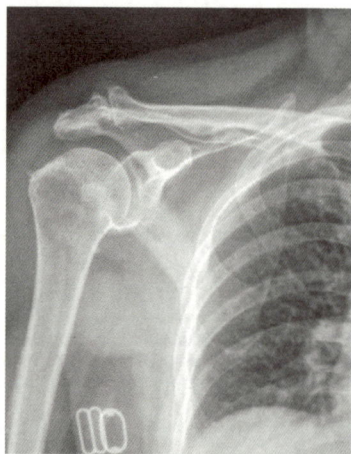

图 4-4 肩周炎 (X 线)

粘连情况。当怀疑肩周炎时，核磁表现为：腋隐窝信号增高；腋囊增厚；肩袖间隙信号增高；喙肱韧带增厚，显示不清。

肩关节造影是一种向肩关节腔注入造影剂后摄 X 线片以定位确诊肩部疾病的辅助检查方法。造影摄片可显示关节囊缩

小、关节囊破裂、肩胛下滑液囊破裂等情况。

2 肩袖损伤

当包绕肩关节的一组肌腱（由肩胛下肌、冈上肌、冈下肌及小圆肌组成）发生损伤或病变时，则称为肩袖损伤。肩袖损伤的主要病因包括肩关节退行性变、创伤和撞击。肩袖损伤的检查方法包括 X 线片、核磁检查（图 4-5）、超声检查和肩关节造影。

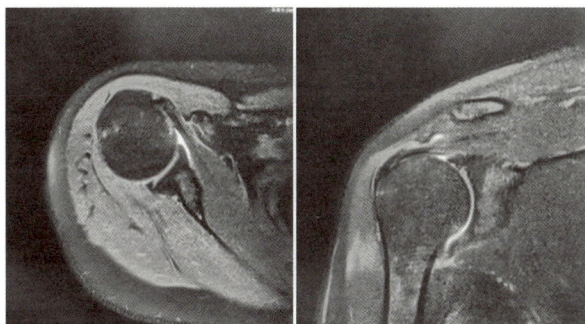

图 4-5　肩袖损伤（核磁）

X 线检查用来评估肩峰形态，肱骨头和肩盂、肩峰的关系。在正位片上，大结节的硬化、增生及局限性骨密度降低甚至囊肿形成，都是肩袖损伤的重要间接征象。有学者认为，肩峰的增生、硬化以及骨赘的形成是肩袖损伤后的继发性改变。因此，如果在慢性患者冈上肌出口位 X 线片上观察到明显的肩峰下骨赘，或者弧形及钩形肩峰，则是肩袖损伤的有力提示。

核磁检查是目前诊断肩袖疾病最常用的检查方法，可以清晰地显示肩袖的损伤情况。如冈上肌腱、冈下肌腱、肩胛下肌腱走行有无中断及形态的改变，有无异常高信号，有无异常增厚，肌腱周围有无异常信号等。当冈上肌腱断裂时，可以观察到冈上肌腱连续性中断，断端回缩，肩峰下 – 三角肌下滑囊与关节囊相通，小圆肌肌腱受累频率较低。肩袖损伤的MRI 分级与其他肌腱相同。下面以冈上肌腱损伤的核磁分级为例：1 级：肌腱内出现异常高信号，肌腱纤维未见明显断裂；2 级：肌腱部分纤维不连续，可表现为局限性变细，滑囊面缘或者关节面缘不光整、毛糙；3 级：即撕裂，表现为肌腱连续性完全中断。对于怀疑肩峰撞击综合征的患者，可以在斜冠状位或斜矢状位发现冈上肌出口间隙变窄；对于严重的肩袖损伤患者，还可以在三角肌、冈上肌、冈下肌、肩胛下肌及小圆肌走行区发现条片状的高信号，即提示肌肉有损伤。

肩袖损伤的超声检查是无创、经济、准确性较高的方法，具有能够动态观察的优势，并且可以同时检查双侧肩关节。B超可较为敏感地显示肩袖全层断裂。

肩关节造影也是传统诊断肩袖损伤的方法，包括单对比剂和双重对比剂造影。通过造影检查，可以详细了解到关节软骨退变的情况，对肩袖完全撕裂的诊断很有帮助。

? 003

不小心摔了一跤后发现肩关节变形且活动受限，需要做核磁检查吗？

有外伤病史，如跌倒或撞伤、摔伤后，发现肩关节变形并且不能活动时，很有可能发生了肩关节的骨折或者脱位。这时首选检查为 X 线或 CT 检查。

临床常见的肩部骨折包括肱骨大结节骨折（图 4-6）、肱骨外科颈骨折（图 4-7）、肩胛骨骨折、锁骨肩峰端骨折等。当发生肱骨大结节骨折时，X 线或 CT 表现为肱骨大结节处骨皮质的不连续性、骨小梁中断，可见透亮线状影，并可以观察到骨折断端的对位对线情况；当发生肱骨外科颈骨折时，X 线或 CT 表现为肱骨外科颈处骨皮质的连续性中断，骨折断端易发生嵌顿，表现为不规则条形高密度影。核磁诊断肩关节疾病的优势在于软组织、软骨及骨髓病变，当 X 线或 CT 检查未发现明显的骨折征象且患者活动受限明显，可以进行核磁检查，核磁可以清楚地显示肩关节周围软组织损伤情况及骨髓水肿的范围。

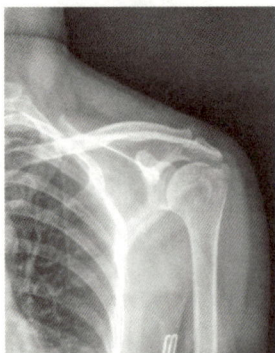

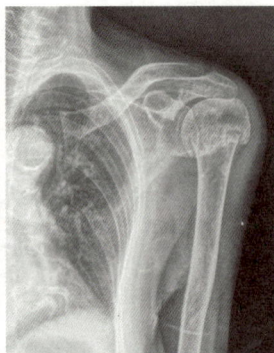

图 4-6　肱骨大结节骨折　　　图 4-7　肱骨颈骨折
（X 线）　　　　　　　　　　（X 线）

　　肩关节脱位可分为前脱位与后脱位，易发生前下方脱位（图 4-8），占 95% 以上。体检见方肩征。X 线易于显示肩关节脱位，常伴有肱骨大结节撕脱骨折（图 4-9）。CT 可以明确显示肱骨头前后移位情况，还可以显示平片不易发现的肱骨头压缩骨折和关节盂骨折。临床可根据患者具体情况，适当选择核磁检查。

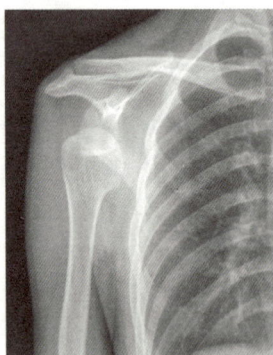

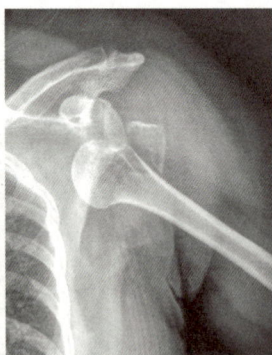

图 4-8　右肩关节脱位　　　图 4-9　左肩关节脱位伴
（X 线）　　　　　　　　大结节骨折（X 线）

?004

肩痛，一定是肩的问题吗？如何通过影像学检查确定病变部位？

肩痛的原因有很多，除了肩部本身的病变，也可以由其他部位的病变放射到肩部。下面列举几个常见的疾病及如何通过影像学检查来确定病变位置。

1 颈椎病

颈椎病是引起肩关节疼痛最常见的退行性疾病。主要由于颈椎长期劳损、骨质增生或椎间盘脱出、韧带增厚，导致颈椎脊髓、神经根或椎动脉受压出现一系列功能障碍的临床综合征。严重时可表现为上肢剧烈放射疼痛，感觉障碍及活动受限或行走无力等症状。其 X 线平片表现为曲度变直或反弓，钩椎关节骨质增生，椎间隙及椎间孔变窄，韧带钙化等。CT 或核磁还可以观察到椎间盘膨出或突出征象，此外核磁还能显示椎旁软组织损伤、有无炎症等情况。

2 肺部肿瘤

肺癌引起的肩部疼痛，多与肿瘤相关的神经压迫甚至肿瘤骨转移相关，表现为胸痛和牵涉样肩痛。当肩痛为主要症状且肩部的 X 线、CT 及核磁检查结果无明显异常，或肩部的影像表现与临床表现不匹配时，要考虑到肿瘤产生的肩部放射痛。此时，应进行胸部 CT 检查除外肺部占位，尤其是肺上叶的占位，表现为肺上叶不规则软组织密度肿块影，边界不清，可有分叶征、胸膜牵拉征、血管集束征、空泡征等恶性占位征象，同时需要注意肿瘤的骨转移（图 4-10）。

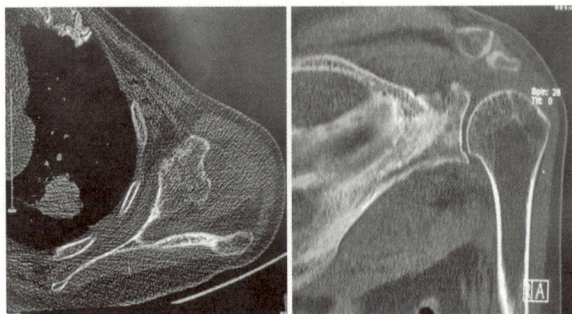

图 4-10　左上肺肺癌伴左侧肩胛骨转移（CT）

3 心脏病

　　在出现心肌缺血、心肌梗死等情况时疼痛会逐渐放射到身体的其他部位，其中也包括肩膀（左肩多见），所以患者会有比较明显的肩背部疼痛感。此时要进行心脏相关的检查如心电图、心肌酶检测等。冠状动脉 CTA（图 4-11）可以清楚地显示冠状动脉的病变情况，如冠状动脉的斑块性质（钙化斑块、纤维斑块或者混合斑块）、冠状动脉的狭窄程度（轻度、中度、重度狭窄）及钙化积分等；同时可以发现有无肌桥；还可以进行冠脉术后（支架、搭桥）的评估等。

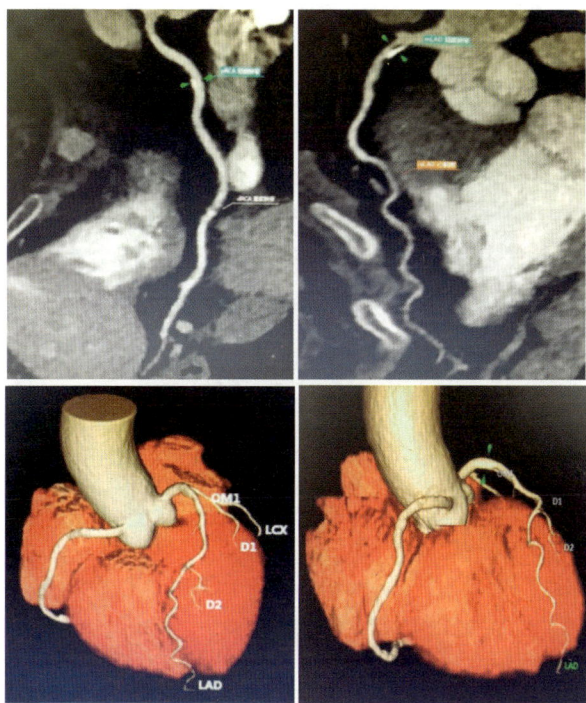

图 4-11 冠状动脉（CTA）

第二节 肘关节痛的影像学检查

? 001

肘关节不舒服、有隐痛，需要做什么检查?

影像学检查在诊断肘关节疼痛的原因中起着重要的作用。肘关节疼痛的患者，医生可行 X 线片（图 4-12）、CT 影像（图

4-13）或核磁等影像学检查。X线片简便、经济、快捷，对于一些肘部疾病有筛选作用，比如骨折、肿瘤、感染等。CT可清晰显示肘关节骨质结构，评估肘关节损伤的严重程度，以及发现一些X线未能发现的隐匿性骨折。核磁对肘部肌腱、韧带等软组织损伤高度敏感，同时对肿瘤、软骨损伤等也有较高的敏感性，有些疾病需要多种影像学检查综合评定后才能确诊。总之，应根据临床患者的具体情况，适当选择影像学检查方法。

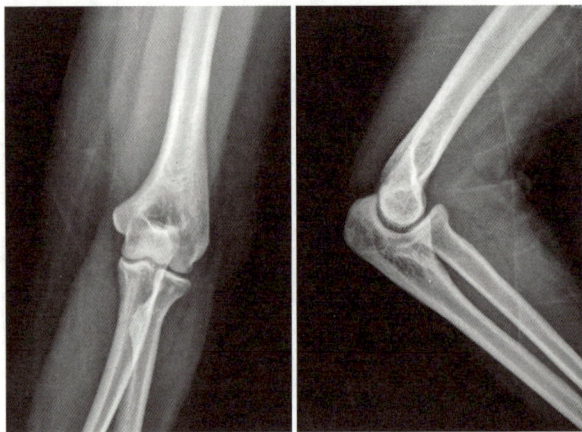

图 4-12　肘关节（X线）

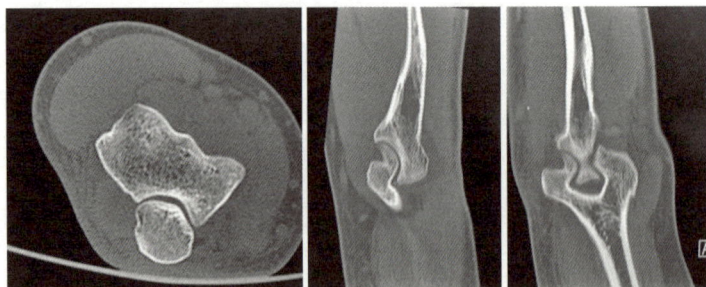

图 4-13　肘关节（CT平扫 + 三维重建）

? 002

怀疑自己网球肘时可以通过影像学检查确诊吗?

网球肘,又称为肱骨外上髁炎,是肌腱炎的一种,可引发肘部和手臂疼痛,并且为肘部疼痛的常见病因。通过以下影像学检查可以诊断网球肘。

❶X线检查:虽然X线片在网球肘的诊断中意义不是非常大,但有时能发现肱骨外上髁部位的骨质有硬化,甚至有骨质增生,这提示有网球肘的可能。

❷ 超声检查:在肘关节外侧,超声检查可发现肱骨外上髁附着的肌肉有水肿,甚至是有部分的撕裂。

❸ 核磁检查(图4-14):核磁检查在网球肘的诊断中非常重要。它能在肱骨外上髁发现局部的水肿、肌腱的损伤或者撕裂。核磁上常见伸肌总腱肌腱变性和撕裂,桡侧腕短伸肌常最先受累。此外,伸肌总腱起始部位可能轻度增厚,并可见T2WI压脂出现高信号,另可见低信号肌腱钙化灶。

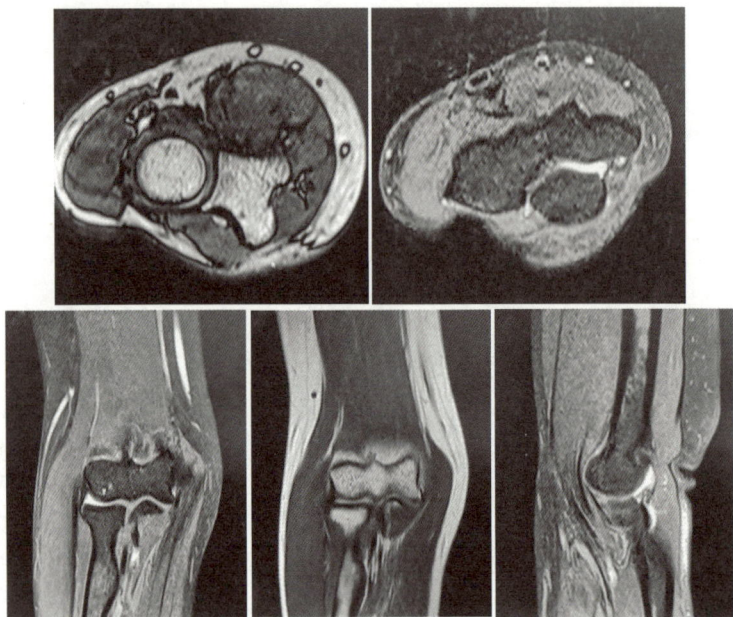

图 4-14　肘关节（核磁）

❓003

肘关节僵硬，伸不直，需要做什么影像学检查？

　　肘关节僵硬是指肘关节的活动度减小，僵硬状态多发生在屈曲位。造成肘关节僵硬的原因包括创伤、关节内的感染性病变、慢性劳损等。肘关节僵硬的影像表现可能因具体病因和病理改变而有所不同。

　　一般来说，常见的影像学表现包括以下几个方面。

❶ 关节间隙改变：在 X 线或 CT 检查中，可能会观察到肘关节间隙变窄或不等宽，这是由于关节软骨磨损、关节囊挛缩或关节内存在异物等原因所造成。

❷ 骨质的改变：X 线或 CT 检查可能显示肘关节周围的骨质出现增生、硬化或疏松等改变。这些改变与长期慢性劳损、炎症、骨折愈合不良等因素有关。

❸ 关节内异常信号：核磁检查对于软组织病变的显示尤为敏感。在肘关节僵硬患者中，核磁能显示关节内存在的异常信号，如关节软骨磨损（图 4-15）、韧带撕裂、关节内游离体等。

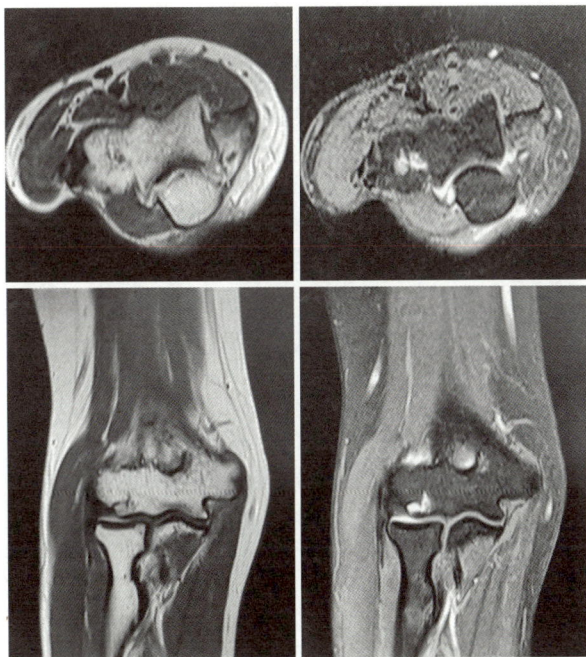

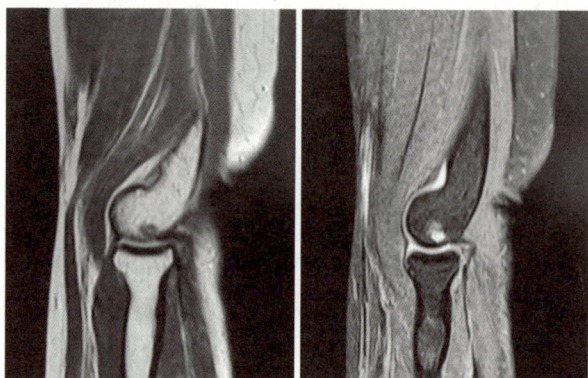

图 4-15　肱骨关节面下骨损伤（肘关节核磁）

❹ 关节囊挛缩：在某些情况下，肘关节僵硬可以由关节囊挛缩引起。这种情况下，影像学检查能显示关节囊的增厚、变形或缩短。

❺ 软组织肿胀：在核磁检查中，可以观察到肘关节周围的软组织出现肿胀或积液。

此外，需要注意的是，影像学检查只是辅助诊断肘关节僵硬病因的一种手段，其具体原因需要结合患者的病史、临床表现、体格检查等多方面信息进行综合判断。

❓004

X 线检查如何诊断"牵拉肘"？

小儿肘部关节脱位常见的是桡骨小头半脱位，又称"牵拉肘"（Pulled Elbow），如为了躲避危险，宝妈着急牵拉小朋友胳膊后，宝宝胳膊疼痛大哭，这可能是发生了桡骨小头半脱位，就是我们所说的"牵拉肘"。"牵拉肘"是儿童比较常见的一种急症。6个月到7岁都有可能发生，最常见于2~3岁，临床上男孩比女孩多，左侧多于右侧。

当怀疑桡骨小头脱位时，可以在X线平片上进行测量。投照位置为肘关节屈曲90°的侧位。观察桡骨纵轴延长线与肱骨小头骨骺中心点的关系，正常时桡骨纵轴延长线可以通过肱骨小头中心点。当发生桡骨小头脱位时，骨骺中心点偏离桡骨纵轴延长线。

❓005

核磁在肘关节检查中的优势是什么？

核磁在肘关节疾病的诊断中具有重要的作用，其优势主要体现在以下几个方面。

❶ 诊断肌腱病变：如肌腱炎、肌腱撕裂等，核磁可清晰显示肌腱的形态、结构等改变。

❷ 发现骨质病变：核磁能发现X线、CT无法发现的骨挫伤和骨髓水肿。

❸ 评估滑膜炎：帮助判断肘关节滑膜是否增厚、有无积液等炎症表现。

❹ 检查关节软骨：观察软骨的完整性和表面状况。

⑤ 发现异物：如肘部外伤后嵌入的异物等。

第三节 手腕关节痛的影像学检查

？001

手腕关节痛，医学影像学检查能告诉我们什么？

出现手腕关节疼痛等症状时，通常需要做影像学检查，原因如下。

① 明确诊断：手腕关节痛可能由多种原因引起，如骨折、关节脱位、软组织损伤、关节炎等。如外伤的患者，X 线（图 4-16、图 4-17）可以判断有无骨折，也可以显示关节对位情况以排除关节脱位；CT 检查（图 4-18、图 4-19）可以判断有无隐匿性骨折，辅助诊断关节囊有无肿胀积液等；核磁检查可以明确手腕关节诸骨有无骨髓损伤、关节囊积液、周围软组织损伤等情况。对于非外伤史的患者，X 线和 CT 可以显示关节间隙是否变窄、关节面是否致密、骨质密度是否不均等情况，核磁可以显示关节软骨是否完整、关节囊有无积液、滑膜有无增厚以及周围软组织是否水肿等情况。

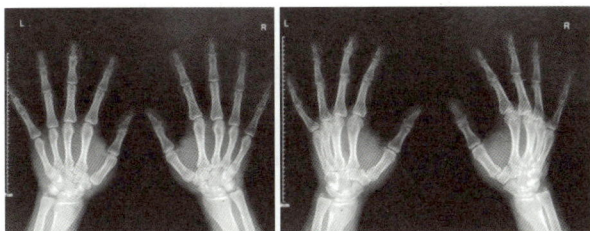

图 4-16 双手正斜位（X 线）

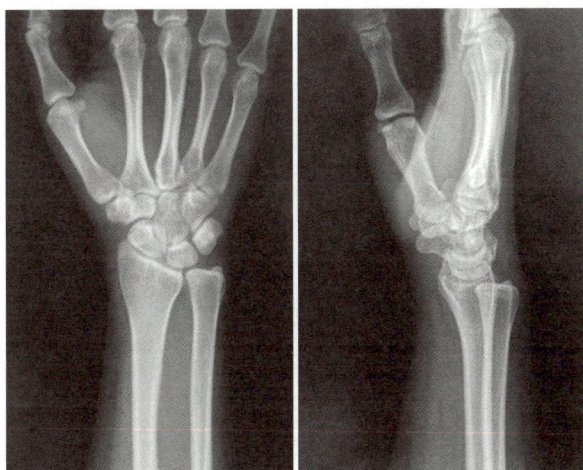

图 4-17 腕关节正侧位（X 线）

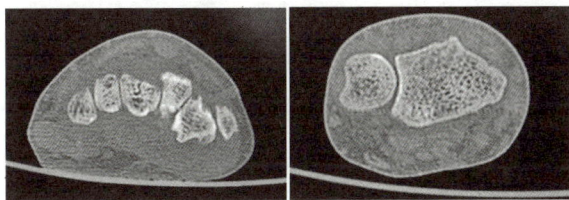

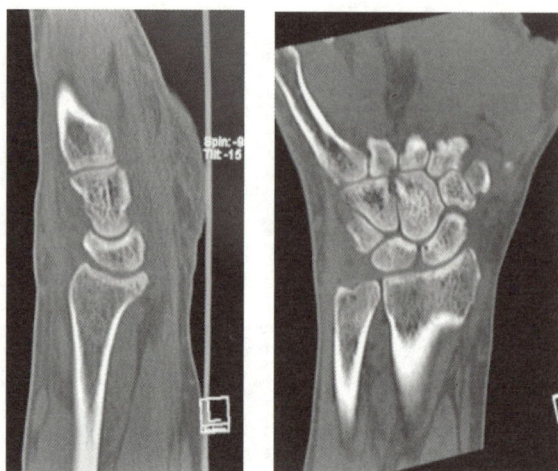

图 4-18 腕关节（CT 平扫 + 三维重建）

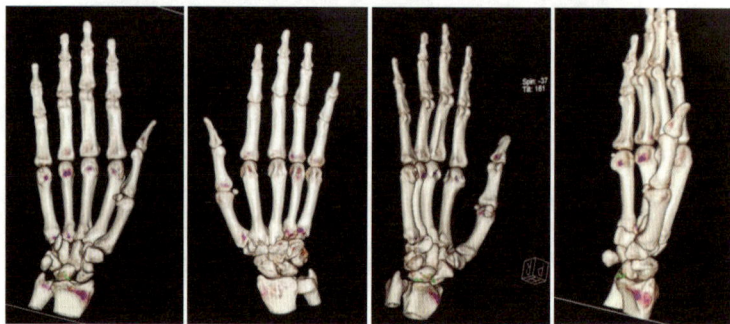

图 4-19 手腕关节（双能 CT）

❷ 评估损伤程度：对于手腕关节的创伤性损伤，影像学检查能够评估损伤程度和范围，如骨折的严重程度、骨折断端是否移位、关节脱位的类型等，有助于评估损伤程度，帮助医生确定治疗方案。

❸ 发现早期病变：对于非创伤性的手腕关节痛，如关节炎、软组织炎症等，影像学检查能够发现早期的病变，尤其是

核磁检查（图4-20），可以发现如关节软骨损伤、关节囊增厚等X线和CT不敏感的改变，与现在"早筛查、早诊断、早治疗"的理念相合。

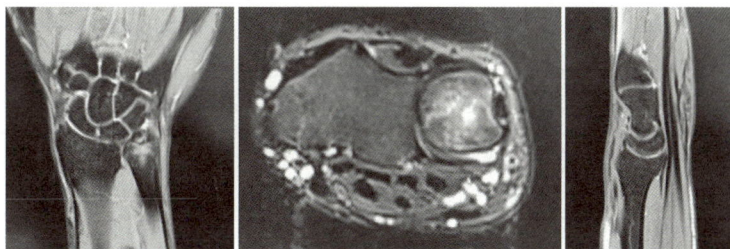

图 4-20 腕关节（核磁）

❹ 排除其他疾病：影像学检查能够诊断手腕关节本身疾病导致的疼痛，也能排除其他疾病。

总之，手腕关节痛进行影像学检查是为了明确诊断、评估损伤程度、发现早期病变以及排除其他疾病。这些信息对于制定针对性的治疗方案和预后评估具有重要意义。因此，在出现手腕关节痛时，建议及时就医并进行相应的影像学检查。

❓002

让核磁告诉我们"鼠标手"是什么？

腕管综合征俗称"鼠标手"，是最常见的周围神经卡压性疾病。其病理基础是正中神经在腕管内遭到挤压，主要症状为手腕前部疼痛及手指麻木无力，常发生在中青年白领人群中。当怀疑腕管综合征时，主要进行手腕部的核磁检查。核磁可以清晰地显示正中神经粗细、有无压迫等情况，并且确定腕关节周围组织结构是否正常。

❓ 003

下雪天老年人滑倒后双手撑地，发现手腕部变形，需要做什么影像学检查？

　　根据以上情况考虑，发生桡骨远端骨折的可能性较大。首先推荐 X 线检查：通常包括正位片和侧位片，用于观察手腕关节的整体结构和骨折的详细情况。桡骨远端骨折指发生于桡骨远端 3cm 范围内横行或粉碎性骨折，多见于中老年人。跌倒时，前臂旋前，手掌着地，引起伸展型桡骨下端骨折（Colles 骨折，图 4-21），也是最常见的骨折类型，表现为伴有远侧断端向背侧移位和向掌侧成角，使手呈银叉状畸形；如跌倒时手背着地，可引起屈曲型桡骨远端骨折（Smith 骨折，图 4-22），情况与 Colles 骨折相反，骨折远端向掌侧移位，典型病例可出现"工兵铲"样畸形。在 X 线片上表现为桡骨远端可见横形骨折线，有时可见多条骨折线及游离骨片（粉碎骨折），部分患者骨折线可抵达关节面。CT 检查可清晰地显示骨折线的位置、方向和移位程度，以及关节面的对位情况。核磁检查对于软组织损伤的诊断具有较高的敏感性，如韧带、关节囊和肌腱损伤等。

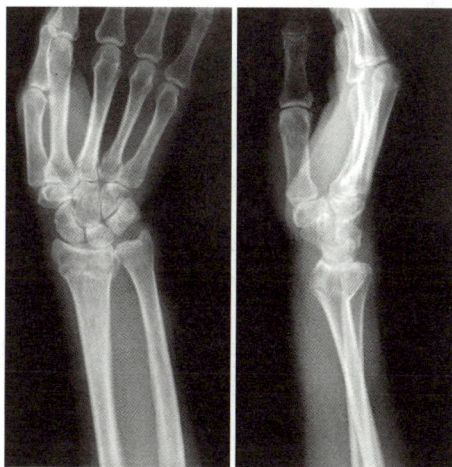

图 4-21　Colles 骨折（X 线）

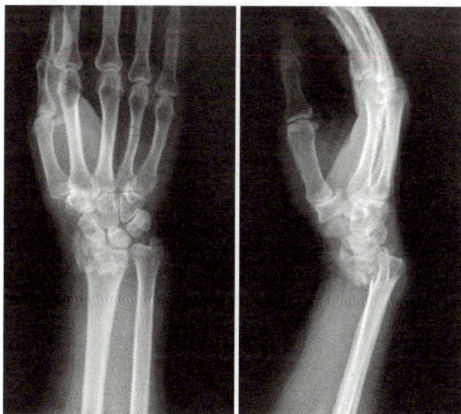

图 4-22　Smith 骨折（X 线）

❓004

手腕疼是类风湿关节炎吗？

腕关节是类风湿关节炎的好发部位，手腕关节疼痛为类风湿关节炎的可能性较大，但也可能由于腕关节退行性改变、外伤、腱鞘炎、腱鞘囊肿等其他因素导致。

1 类风湿关节炎

类风湿关节炎（rheumatoid arthritis，RA）是一种慢性全身性自身免疫性疾病，主要侵犯全身多个关节，受累的关节多呈对称性，常伴有全身症状，病因不明。手足小关节是最早、最常受累的部位，腕关节通常在疾病的早期阶段受累。类风湿关节炎患者进行 X 线、CT、核磁等影像学检查，有助于明确诊断，全面了解病情。

❶X 线检查：为首选检查方法，但显示出的病变多为进展期或晚期改变，特异性较低。其 X 线表现为早期：手足小关节呈多发对称性的梭形软组织肿胀，以近端指间关节为多见，关节间隙正常或略变宽。骨端骨质疏松，边缘呈虫蚀状骨破坏，此为类风湿关节炎的一个重要的早期征象。进展期：关节软骨破坏，关节间隙常呈一致性变窄，关节面骨皮质侵蚀性破坏，骨性关节面模糊、中断，骨端出现多发边界不清、小囊状透亮区，骨质疏松加重，可继发骨折。晚期：骨质疏松显著，关节面可出现明显骨硬化，形成纤维性或者骨性强直。严

重骨破坏和肌肉萎缩可引起骨与骨之间的压迫性侵蚀，多见于承重性关节，如髋关节。另外，类风湿关节炎还可导致关节半脱位，最早出现在寰枢关节；指间关节、掌指关节半脱位明显，且造成指向尺侧偏斜畸形。

❷ CT 检查：结果同 X 线相似，对关节周围软组织肿胀、关节囊积液、关节囊肥厚和软骨下囊状骨质破坏的显示优于 X 线，但辐射量较多，且对滑膜和软骨的改变不敏感。

❸ 核磁检查：组织分辨率高，基本可以显示类风湿关节炎的全病程病理改变，是检查早期类风湿关节炎、观察治疗滑膜炎、骨髓水肿程度和关节侵蚀程度的可靠方法之一。早期：滑膜增厚、关节积液、滑膜炎，表现为 T1WI 低信号，T2WI 高信号；增强扫描滑膜增厚并明显强化，相邻骨质骨髓水肿，T1WI 呈低信号，T2WI 呈高信号。进展期：可出现骨侵蚀（血管侵犯），最早发生于关节裸区，核磁检查表现为局部骨皮质中断、骨髓信号异常、多可强化。晚期：关节侵蚀更明显，关节软骨不规则，关节半脱位 / 脱位，关节强直，肌肉萎缩。

❹ 超声检查：可以显示滑膜和腱鞘的改变，但不宜评价骨骼病变。

2 腕关节退行性变

腕关节退行性变也会引起手腕部疼痛。关节退行性变病理上表现为关节软骨变性坏死，逐渐被纤维组织替代。关节软骨坏死、脱落后引起关节间隙变窄，再累及软骨下骨性关节面，导致关节面增生硬化、凹凸不平，关节边缘骨赘形成，关节囊肥厚及韧带骨化等改变。关节退行性变多见于老年人，是生理性退行性变的表现。

　　关节退行性变在 X 线平片和 CT 上表现为关节面骨质模糊、密度减低，可出现关节间隙不均匀变窄，关节面骨质增生硬化，关节面下可出现多发大小不等的囊变区，关节面边缘骨赘形成，一般不出现明显的骨质破坏。核磁可显示关节软骨的变薄、吸收消失，关节面下骨髓水肿等。

　　所以，手腕部疼痛不一定是类风湿，还有可能是腕关节退行性变。

第五章

腰背痛的影像学检查

腰痛的影像学检查有哪些?

腰痛时做哪些影像学检查?

腰椎病变为什么要做核磁?

腰痛患者做完腰椎相关检查,无异常表现,

　　还需要做哪些影像学检查?

背痛的影像学检查有哪些?

......

第一节　腰痛的影像学检查

?001

腰痛的影像学检查有哪些？

　　腰疼的影像学检查包括 X 线、CT 和核磁等，具体选择应根据症状和医生建议。

　　❶X 线检查：是最基础的影像学检查，具有方便、快捷、价格低等优势，是怀疑椎体压缩性骨折的首选检查。X 线可以观察腰椎的形态及骨质情况，如腰椎骨折、退行性改变等。比如正侧位片（图 5-1）可以通过腰椎间隙变窄来判断有无椎间盘病变；双斜位片（图 5-2）可以判断椎弓峡部是否断裂；屈伸位片（图 5-3），又称功能位，可以观察屈伸情况下椎间隙是否狭窄、椎体是否稳定等。

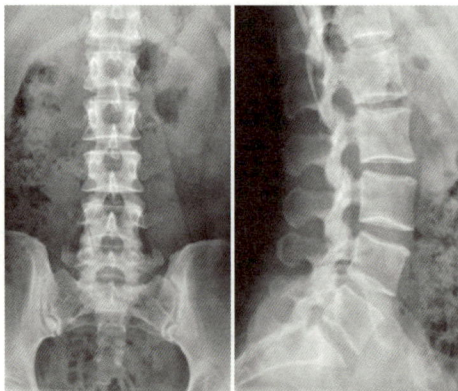

图 5-1　腰椎正侧位（X 线）

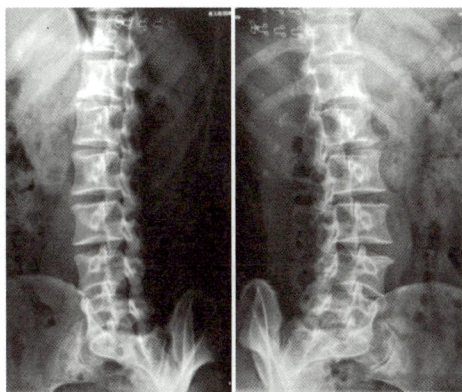

图 5-2　腰椎双斜位（X 线）

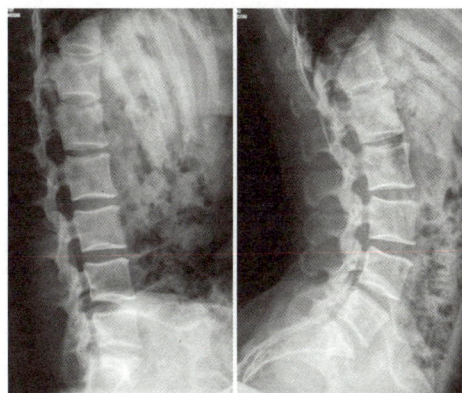

图 5-3　腰椎屈伸位（X 线）

❷ CT 检查（图 5-4）：可以提供比 X 线更详细的图像，特别对微小骨折的敏感性更高。尤其是三维 CT 可以进行多方位、多角度及三维立体重建，从不同角度观察腰椎的骨质形态及结构，适用于评估骨结构病变，如椎体峡部断裂、早期骨转移瘤等。

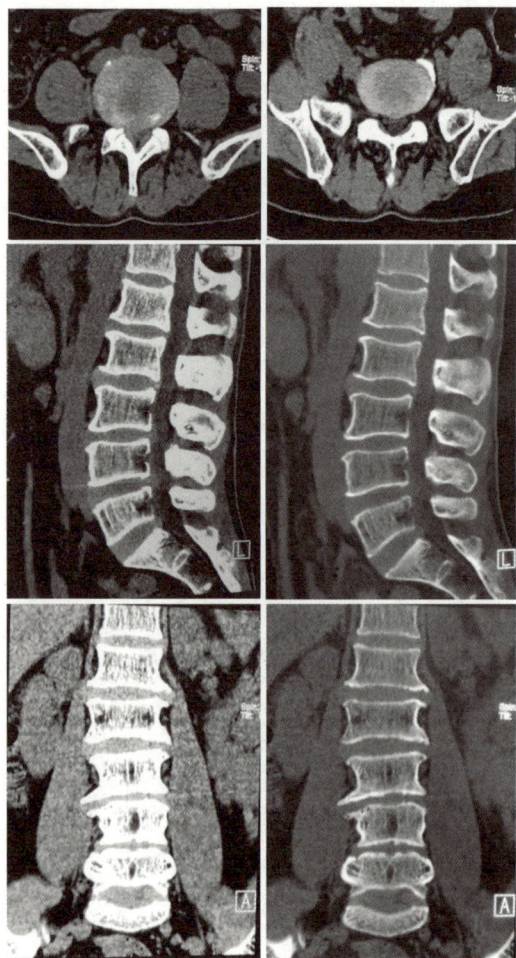

图 5-4　腰椎（CT 平扫 + 三维重建）

❸ 核磁检查（图 5-5）：对软组织的分辨率更高，特别适用于脊髓、椎间盘等病变的诊断与观察，能清晰显示腰椎间盘的形态及其与周围组织的关系，对于椎间盘突出、脊柱肿瘤等病变的诊断十分有帮助。也适用于评估肌肉、韧带、椎间盘和

神经结构，此外还可以看到 CT 无法观察到的骨髓水肿。在急性扭伤腰痛中，如果怀疑有软组织损伤，如肌肉撕裂或韧带拉伤，核磁是首选的检查方法。

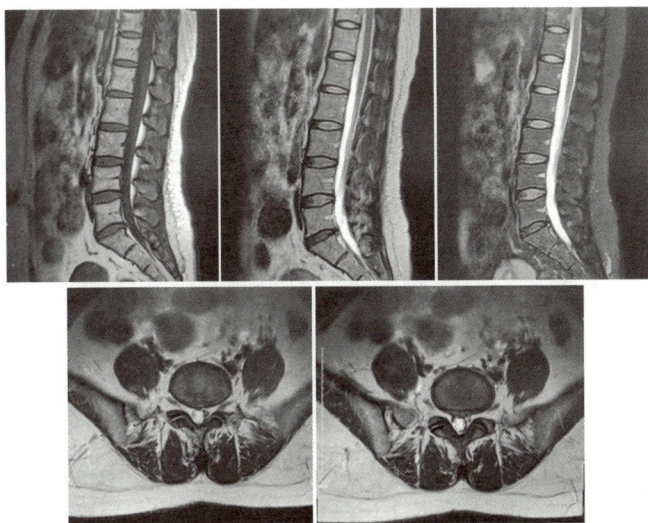

图 5-5　腰椎（核磁）

④ 超声检查：超声检查在急性扭伤腰痛中的应用不如 X 线和核磁普遍，但它对于评估肌肉和肌腱的损伤有一定的价值。超声可以显示肌肉的撕裂或肌腱的不全断裂，尤其是在体表较浅的部位。同时对腰椎和周围组织的肿瘤或感染也有一定的辅助检查作用。

⑤ 核素扫描：在某些情况下，如果 X 线和核磁、CT 结果不明确，可以用核素扫描（如骨扫描）检查骨骼系统的异常活动，这可能表明有应力性骨折或其他骨病变。

⑥ 脊髓造影 CT 扫描：为有创检查，核磁出现后此检查应用明显减少。

❓002

腰痛时做哪些影像学检查？

腰疼患者要做的检查项目较多，常见的影像学检查包括腰椎 X 线、腰椎 CT、腰椎核磁等。

❶ **腰椎 X 线检查：**是一种最常用的影像学检查方法，费用低且时间短，可判断腰椎的骨质情况、是否有退变（图 5-6）、是否存在滑脱（图 5-7）等情况。

❷ **腰椎 CT 检查：**可以准确地判断腰椎和周围组织的结构、病变和畸形等，对疾病的诊断更具有权威性，尤其对于外伤腰椎骨折患者（图 5-8）CT 可以更好地诊断。

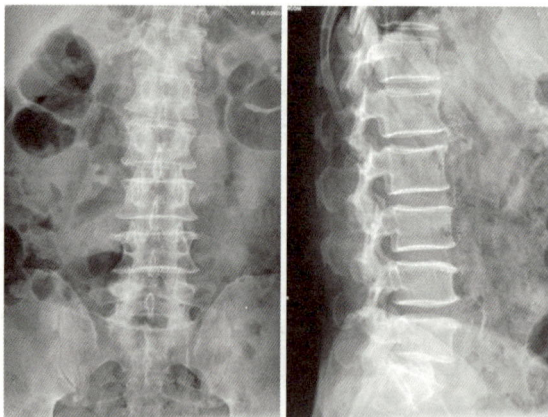

图 5-6　腰椎退行性改变（X 线）

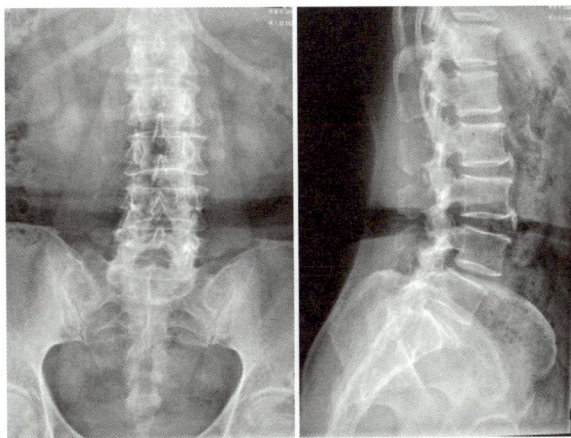

图 5-7　腰 4 椎体向前滑脱 I°（X 线）

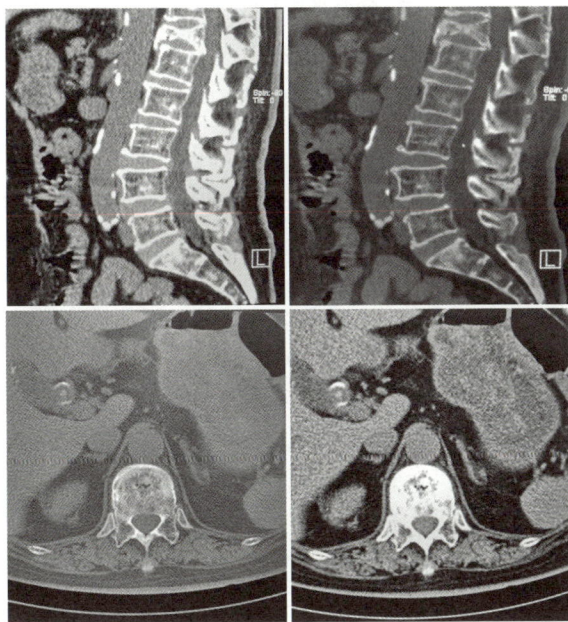

图 5-8　胸 12 椎体压缩性骨折（CT）

❸ **腰椎核磁检查**：对腰椎软组织结构的显示，以及判断是否存在腰椎间盘突出症、椎管狭窄、脊髓损伤等疾病方面具有很大的优势，尤其对于没有压缩骨折但有骨髓水肿的外伤患者（图 5-9），核磁比 CT 更具有优势。另外，核磁还可以判定是新发骨折还是陈旧骨折。

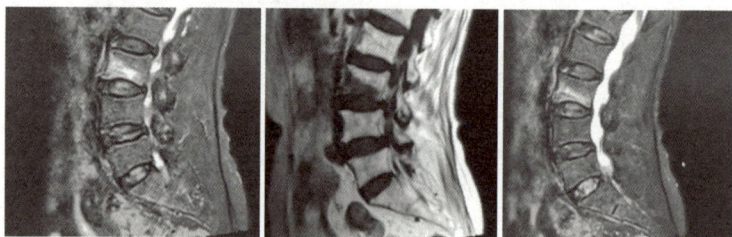

图 5-9　腰 3 椎体骨髓水肿（核磁）

? 003

腰椎病变为什么要做核磁？

核磁是腰椎病变诊断和治疗中不可或缺的检查手段之一，在评估腰椎病变的严重程度方面提供了非常有价值的信息，具体如下。

❶ **清晰显示腰椎结构**：核磁检查能提供丰富的信息，包括多序列、多方位、多参数的检查方法，有助于医生更全面地了解腰椎病变的情况。核磁能够清晰地显示腰椎间盘、韧带、肌肉、脊髓和神经根等结构，也能了解骨质情况，使医生能够

全面了解腰椎的解剖结构和病变情况。

②　诊断腰椎疾病：核磁能够准确诊断多种腰椎疾病，如腰椎间盘突出、腰椎管狭窄、腰椎滑脱、腰椎骨折等。通过核磁检查可以观察到病变的具体位置、大小、形态等信息，为诊断提供重要依据。

③　评估病变程度：核磁可以观察到腰椎的解剖结构和病变具体情况，有助于评估病变的严重程度。比如对于腰椎间盘突出的患者，核磁可清晰显示突出的椎间盘对神经根或脊髓的压迫程度，并能显示脊髓是否有压迫水肿等，从而判断病情的轻重。

④　监测治疗效果：对于腰椎病变接受治疗的患者，核磁检查可以直观地观察到病变部位的变化，评估治疗效果以及判断愈后，有助于医生及时调整治疗方案，提高治疗效果。

⑤　核磁检查具有无辐射、对人体无损伤的优点，尤其适用于抵抗力差的儿童和老人。

❓004

腰痛患者做完腰椎相关检查，无异常表现，还需要做哪些影像学检查？

腰背痛不仅可以由腰椎疾病引起，还可以由腹盆腔疾病引起，以下是一些常见疾病及相关检查。

1 盆腔疾病

❶ 盆腔疾病：盆腔炎通常由淋病奈瑟菌、衣原体或支原体感染引起，这些细菌可能通过性传播或其他途径侵入体内，导致盆腔区域发生炎症；盆腔肿瘤，如子宫或卵巢良性肿瘤（图 5-10），当病变较大时，会压迫周围结构引起疼痛，卵巢囊肿体积增大，发生扭转、破裂等情况时，引起腰背部疼痛；恶性肿瘤会侵犯周围结构或远处转移，比如脊柱转移，造成疼痛。

❷ 影像学检查：B 超可以用于盆腔疾病的检查，如发现异常病变而无法确诊时，需要根据患者情况进行 CT 或核磁等相关检查。

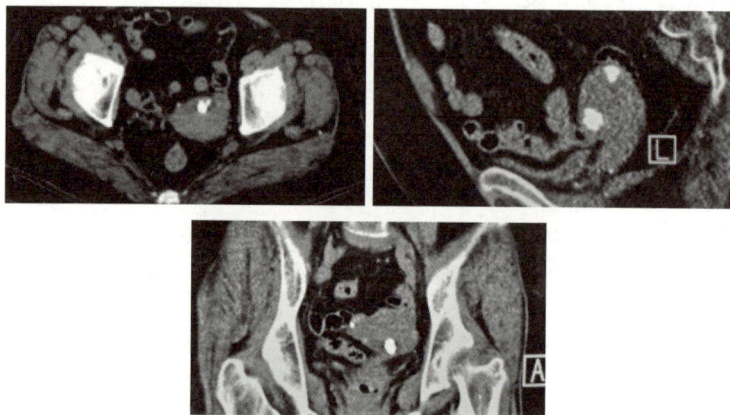

图 5-10　子宫肌瘤伴钙化

2 泌尿系统疾病

❶ 尿路结石或感染除了会引起腰背痛外，还常伴有尿痛、

尿频、尿急等症状。

❷ 影像学检查：B 超、CT 或 X 线平片用于检查尿路是否存在结石，B 超和 CT 还可以观察结石造成的积水程度（图 5-11），CT 和核磁可以观察尿路感染情况。

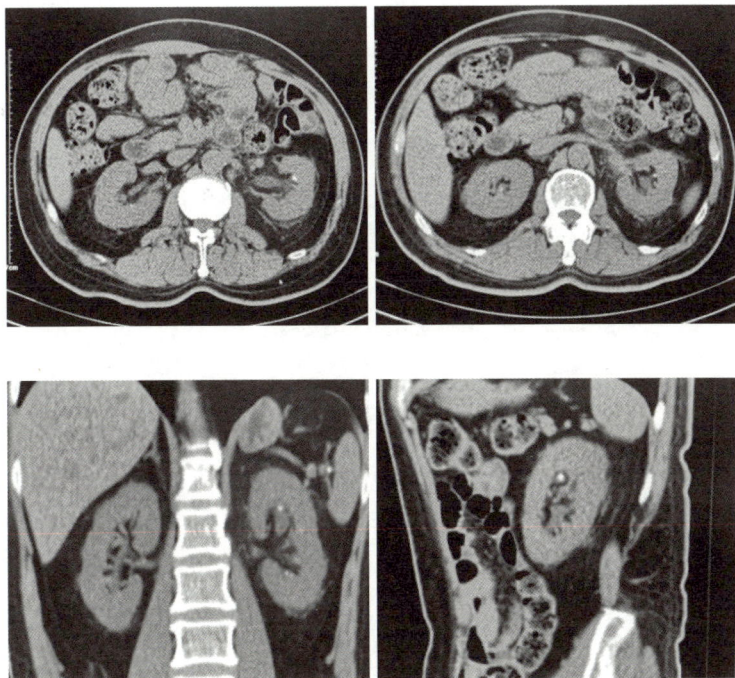

图 5-11　双肾小结石

3 消化系统疾病

❶ 如胃十二指肠溃疡，尤其是后壁穿孔时，可能直接累及脊柱周围组织，引起腰背肌肉痉挛出现疼痛；急性胰腺炎常有左侧腰背部放射痛，这是由于胰腺炎症导致神经受到刺激，

疼痛放射至腰背部；胰腺癌患者常常出现腰背痛，这是由于肿瘤侵犯胰腺周围的神经或转移到腰椎等部位所致；溃疡性结肠炎常伴有下腰痛，这可能与炎症性肠病导致的全身炎症反应有关。

❷ 影像学检查：超声检查方便、快捷；X 线平片检查对于消化道穿孔患者可快速诊断；CT 或核磁检查应用较为广泛，可更清楚地观察腹腔脏器结构及疾病，另外 CT 或核磁增强检查对于肿瘤的诊断更有利。

第二节　背痛的影像学检查

❓001

背痛的影像学检查有哪些？

当发生背痛时，影像学检查是一种常用的辅助诊断方法。以下是几种常见的背痛影像学检查。

❶ X 线检查：（1）特点：胸椎正位片能够直观显示胸椎是否有侧弯发生，侧位片可以观察胸椎正常生理曲度是否存在，有没有椎体滑脱、压缩骨折等。很多青年人、中年人甚至是儿童因为长期的不良坐姿与站姿，或多或少都会有侧弯，有时会出现背部的不适。此外，长期不良姿势还可导致胸椎曲度的变化，曲度变直或曲度过大引发背痛。这些情况导致的背痛拍一个 X 线平片就可以诊断；除此之外，X 线检查还可以

显示骨骼结构的异常情况，如高空坠落导致的胸椎椎体压缩骨折（图 5-12）。往往在拍 X 线的基础上加做 CT、核磁检查，除了观察关节骨折情况外，还要关注胸髓的损伤或压迫情况。（2）注意事项：检查前去掉检查部位携带的饰品或金属物品，避免穿着带有金属丝线或装饰品的衣物，女性要除掉内衣，以免干扰诊断。

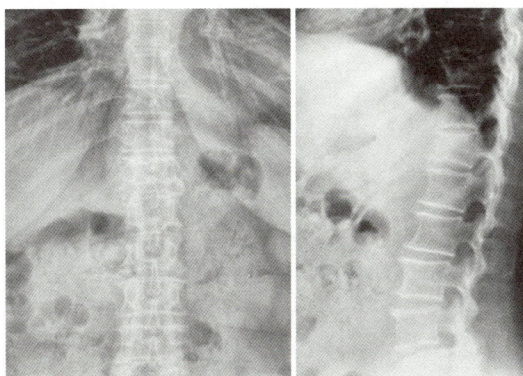

图 5-12　胸 12 椎体压缩性骨折（X 线）

❷CT 检查：（1）特点：可以提供更详细的胸椎椎体及附件骨质结构，有无骨质异常改变，有无椎体压缩性骨折或附件骨折，尤其是观察附件骨折比 X 线平片更有优势，对于骨转移瘤（图 5-13）也可进行更直观的观察；CT 除了诊断骨骼相关疾病外，对于软组织相关病变比如椎间盘膨出、突出也有一定优势，可以更直观诊断椎管有无狭窄，脊髓有无受压，神经根有无受压等。（2）注意事项：患者仰卧扫描床上保持静止以获取清晰图像，儿童扫描时要注意放射防护。

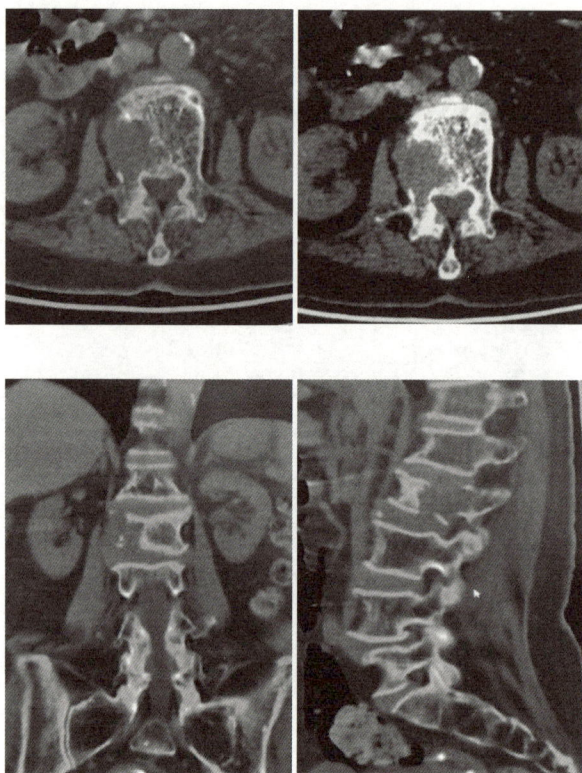

图 5-13　腰 3 椎体骨转移瘤（CT）

❸ 核磁检查：（1）特点：无放射性暴露风险，能多方位成像，对于多种原因引起的背部疾病有良好的诊断价值，比如骨髓水肿（图 5-14）、脊髓的显示方面，核磁明显优于 CT；对于椎管内病变、骨转移瘤等方面，核磁也比 CT 敏感；对于椎间盘相关病变，核磁与 CT 大致相当；对于背部的一些疾病如筋膜炎，X 线平片和 CT 往往无异常发现，但核磁可以诊断。（2）注意事项：进入磁体房间后仰卧于检查床中央，在平静呼吸状态下完成整个过程，同时注意除去身上的金属物品。

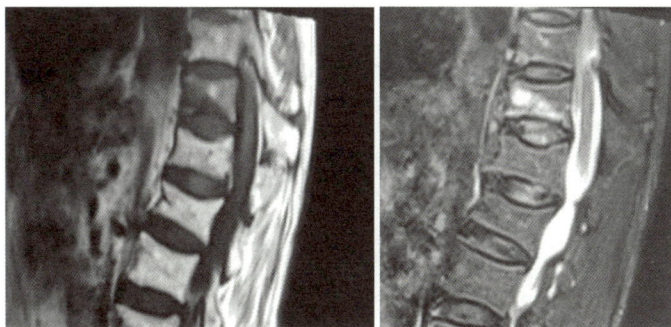

图 5-14　胸 11、胸 12、腰 1 椎体楔形变、胸 11 椎体骨髓水肿（核磁）

❹ 骨扫描：一次成像可以显示全身骨的形态，显示骨骼的血液供应和代谢情况；可以早期发现病变，尤其是肿瘤患者出现背痛时，建议进行骨扫描检查。

❓002

当出现背痛，为什么医生直接让做核磁？

因背痛去医院，医生一般会让先拍平片，再根据平片情况进行 CT 或核磁检查。但有时候医生会直接选择核磁检查，可能是以下几种原因。

1 核磁提供的信息丰富且软组织分辨度高

核磁能够提供高分辨率的软组织成像，对于背痛这种可能涉及脊柱、椎间盘、肌肉、韧带等软组织的问题，核磁能够提供比其他影像学检查更详细的信息。核磁检查可以检查出多种背痛相关疾病，包括但不限于。

❶ 椎间盘突出：核磁可以清晰地显示胸椎间盘是否向后突出或膨出。

❷ 脊柱关节炎：核磁能够清晰地显示出脊柱关节的内部结构，包括软骨、韧带等结构，帮助诊断脊柱关节炎。

❸ 脊髓受压：核磁可以提供详细的脊髓解剖信息，直观显示椎管内肿瘤病变，对于病变的定位比 CT 更有优势，还有助于评估脊髓受压的程度。

❹ 脊柱骨折：核磁能够清楚地显示出胸椎骨折的位置和程度，即使没有压缩骨折但有骨髓水肿，核磁也可以清晰地显示。

❺ 脊柱滑脱：核磁能够准确判断脊柱滑脱的程度以及对周围神经的影响。

❻ 脊柱转移瘤：当患者有恶性肿瘤病史而出现背部疼痛，可以直接做核磁检查，明确有无转移瘤。

2 核磁是非侵入性检查

核磁检查是一种非侵入性的检查方法，不需要向体内注射任何药物或物质，对患者来说较为安全，尤其是对于有过敏史的患者。

3 核磁无辐射暴露

与 X 线和 CT 检查相比，核磁检查没有电离辐射，对患者的身体没有辐射损伤风险，尤其是对儿童和孕妇是很好的选择。对放射线过度谨慎和敏感的患者也适合选择核磁检查。

医生在初步评估病情后，根据临床经验和专业知识综合评价后认为核磁检查是最佳选择时，患者可以直接做核磁检查。

? 003

背部的摔伤是否一定要做影像学检查？

背部的摔伤是否一定要进行影像学检查，这主要取决于摔伤的严重程度、患者的症状以及医生的初步评估。

1 取决于摔伤的严重程度

❶ 轻度摔伤：如果患者外伤后仅有轻微的疼痛或不适，且没有活动受限、肿胀、畸形等明显症状，医生可能会建议先进行休息和观察，也可以适当选择 X 线检查，筛查有无骨折。

❷ 重度摔伤：如果患者摔伤后疼痛剧烈，尤其是高处坠落，出现活动受限、肿胀、畸形等明显症状，或者疼痛持续加重、无法缓解，医生通常会建议进行 X 线或 CT 检查。

2 取决于患者情况

患者的年龄、身体状况、基础疾病等因素也会影响影像学检查时间的选择。例如，老年人或患有基础疾病的患者可能需要更长时间的观察和评估，并且尽可能地选择 CT 检查。

最终是否需要进行影像学检查应根据医生的建议来确定。医生会根据患者的具体情况、症状表现以及初步评估结果来制定合适的检查方案。

？004

背部疼痛，做了胸椎的影像学检查显示正常，那是不是就代表没有问题了？

背部疼痛不一定是胸椎病变引起，也可能是其他疾病引起，所以当胸椎检查正常时，不能掉以轻心，以免耽误病情。背痛还与以下疾病有关。

1 心脏疾病

❶ 心绞痛：心脏疼痛有时会放射到背部，特别是左背部。

❷ 心肌梗死：心脏病发作时，可能会在背部感觉到疼痛。

❸ 急性主动脉夹层：这是一种严重的心血管急症，涉及主动脉内壁撕裂，疼痛可能从前胸传到后背。

心脏疾病首先做心电图和超声心动检查，如心电图正常，需要做 24 小时动态心电图检查；怀疑冠心病时，可以做 CTA 检查或 DSA 检查；如果怀疑急性主动脉夹层，需要立即做主动脉 CTA 检查，以免延误时机。当出现背痛时，患者需要警惕心脏疾病。

2 肺部疾病

❶ 肺炎（图 5-15）：尤其是下叶肺炎，可能会引起背部疼痛。

❷ 肺栓塞：血栓堵塞肺部血管时，可能会引起胸痛和背痛。

❸ 肺癌：肿瘤可能侵犯周围结构，导致背痛。

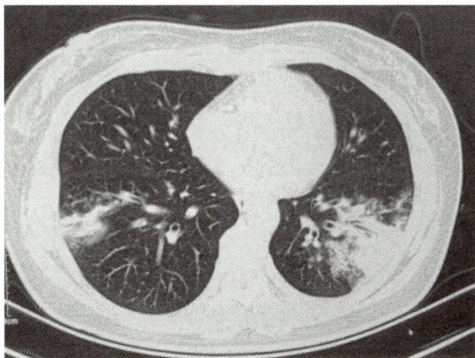

图 5-15　双下肺肺炎

怀疑肺炎或肺癌时，要做胸部 CT 检查以明确诊断；如果怀疑肺栓塞，需要做肺动脉 CTA 检查。

3 胸膜疾病

❶ 胸膜炎：胸膜（肺部外围的薄膜）发炎，尤其是深呼吸时会引起背痛。胸腔积液后胸膜粘连、钙化，影响呼吸幅度，呼吸时会牵拉胸膜，造成疼痛。

❷ 胸膜转移：随着呼吸会引起背痛。

胸膜疾病需要做胸部 CT 检查来明确诊断。

4 食管疾病

❶ 胃食管反流病：胃酸反流到食管可能引起胸痛，有时疼痛感会延伸到背部。

❷ 胆囊炎或胆石症：位于右上腹部的胆囊问题有时会引起右肩部或背部疼痛。

❸ 胰腺疾病：急性或慢性胰腺炎可能引起上腹部和背部疼痛。胰腺癌引起的背痛特点为持续性疼痛、钝痛、痛感递增等。

胃食管反流病需要做上消化道造影检查来明确诊断。胆道和胰腺疾病需要做腹部 CT 检查予以诊断。

5 肌肉拉伤或劳损

背部肌肉过度使用或损伤可能导致疼痛。肌肉问题可以做核磁检查予以诊断。

如果出现背痛，尤其是疼痛持续或加剧时，应及时就医检查以确定疼痛的具体原因并获得适当的治疗。

第六章

髋膝踝痛的影像学检查

髋关节损伤，首选哪种检查？

无明显诱因的髋关节疼痛，建议做哪种检查？

髋关节痛时，可以选择什么影像学检查？

膝关节痛应该做什么影像学检查？

膝关节痛为什么要拍片子？

......

第一节　髋痛的影像学检查

❓001

髋关节损伤，首选哪种检查？

　　"出门被小汽车碰了一下""运动时不小心摔倒在地，撞到了髋关节""不慎从椅子上摔倒，髋关节着地后就一直疼痛"……对于这些情况，应该选择什么影像学检查呢？

　　❶ X线检查：具有外伤史或创伤史的患者，首先要关注骨质情况，通常将髋关节正位和骨盆 X 线片检查作为首选的影像学检查，通过 X 线可以判断是否有骨折（图 6-1、图 6-2）、骨关节间隙的变化等异常情况。

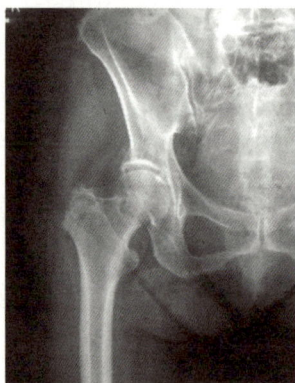

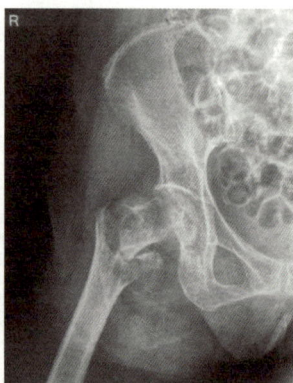

图 6-1　右股骨颈骨折　　　图 6-2　右股骨粗隆间骨折
　　　（X线）　　　　　　　　　（X线）

❷CT 检查：由于髋关节及骨盆结构复杂，X 线又是重叠影像，很难判断细微或隐匿性骨折，为了进一步明确诊断，CT 检查就显得十分必要。CT 检查具有分辨率高的优势，无重叠，对复杂结构部位的显示具备优势，同时还可以对图像进行三维重建后处理操作，通过立体图像多角度、多方位观察骨质情况（图 6-3），使组织结构显示得更加清晰，从而进一步观察细微的骨质情况，避免漏掉细小的骨折。

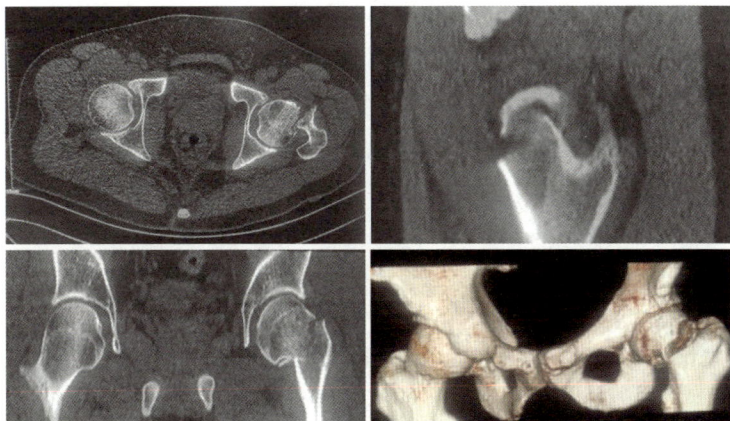

图 6-3　左股骨颈骨折（CT 扫描）

❸核磁检查：核磁检查对有外伤史的患者也很有必要。核磁对软组织分辨率优于 CT，可以观察外伤后关节周围软组织损伤的情况，同时对骨质骨髓水肿也很敏感，这是 X 线和 CT 检查不可比拟的。

❓002

无明显诱因的髋关节疼痛，建议做哪种检查？

　　"髋关节总是无明显诱因就疼痛、不适""从小就髋关节运动受限，这几年感觉越来越加重了"……这些无外伤、无明显诱因的髋关节疼痛往往是由于髋关节解剖结构异常或老年人的骨关节炎等原因引起，如髋关节骨性关节炎、股骨头无菌坏死（图6-4）、髋关节撞击综合征等。对于这类疾病，首先建议行X线检查，大体观察髋关节骨质情况，双侧股骨头及髋臼的形态有无异常，当X线观察受限时，需借助CT检查及三维重建技术进一步观察。对于早期股骨头坏死，X线敏感性差，而核磁对早期股骨头无菌坏死十分敏感（图6-5）；当髋关节疼痛位置固定时，建议选用核磁检查，核磁对软组织的分辨率高，对髋关节撞击综合征的诊断很有价值，同时核磁还能观察髋关节盂唇情况。

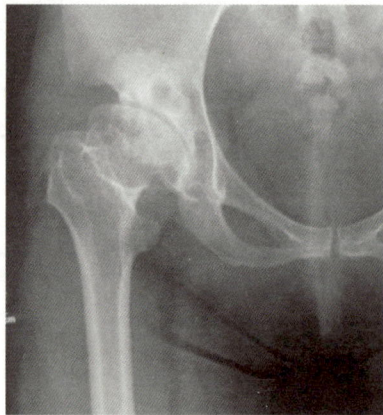

图 6-4　右侧股骨头坏死累及髋关节

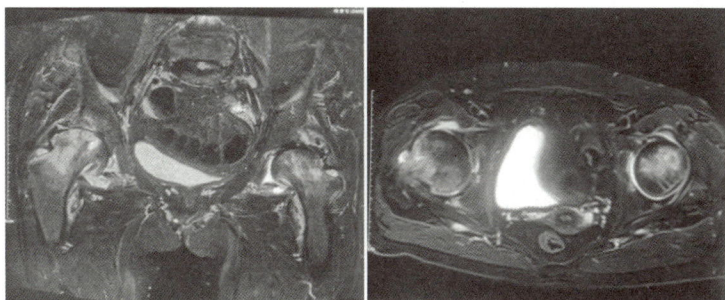

图 6-5 双侧股骨头坏死（核磁）

❓003

髋关节痛时，可以选择什么影像学检查？

髋关节痛时，建议做体格检查、髋关节影像学检查以及实验室检查等，明确具体的病因之后再进行针对性的治疗。在影像学检查方面，髋关节疼痛可以进行 X 线、CT、核磁检查。

❶ X 线检查：对骨质的观察有很大的优势。X 线片检查就是通常所说的 X 线，通过 X 线照射能够判断关节间隙的宽窄，是不是有骨折等骨骼方面的异常情况。这项检查收费低廉，检查速度快，出报告快，通过 X 线检查能够明确髋关节是否存在骨折、脱位等现象，也可以检查髋关节是否存在关节炎、骨质破坏等情况。但 X 线片对于一些细微的或隐匿的骨折观察有限，还需要进一步做 CT 检查。

❷CT 检查：是临床比较常见的检查方式，具有密度分辨率高，成像无重叠，对结构复杂部位的显示具备先天优势。还具备图像后处理技术，可进行二维、三维成像多角度观察病变。通过该项检查，可以观察髋关节周围骨质是否存在损伤，也能够检查出是否存在骨肿瘤等疾病。

❸核磁检查：对软组织分辨率优于骨骼。核磁显示病变早于 X 线平片和 CT 检查，可在活体上直接、无创性显示软骨及病变。通过核磁检查，能够明确髋关节周围关节软骨及周围软组织的情况，如髋关节损伤时，行 X 线、CT 检查骨质未见异常表现但临床症状明显时，建议使用核磁进一步观察韧带软组织情况，因关节韧带对关节的稳定性起重要作用，韧带损伤与骨质损伤的治疗过程及方法相差很大，准确诊断可以为后续的治疗提供很有意义的参考。

不同的检查方法是相互补充的，甚至在排除骨性损伤及软组织损伤的情况下还需要进行其他辅助检查，判断是不是其他原因如类风湿关节炎、股骨头坏死等导致的疼痛。

第二节　膝痛的影像学检查

❓001

膝关节痛应该做什么影像学检查？

既然核磁那么神通广大，那么所有膝关节痛的患者都做个核磁不就好了吗？这样可不行，其实在膝关节痛方面，X线、CT、核磁各有千秋，很难完全相互替代，在临床工作还是要根据患者情况选择适当的检查。

膝关节的 X 线平片是膝关节疾病的首选检查。主要拍膝关节正侧位，可以显示膝关节诸骨结构的影像，根据临床病史，有时需要加拍特殊位 X 线片，如应力位片、髌骨轴位片等。X 线检查对膝关节骨折较为敏感，在膝关节 X 线片上可以显示绝大部分的骨折，对膝关节对位情况、关节间隙有无变窄、骨质增生及退变情况的诊断也有很大的帮助，但是对于一些细微骨折、隐匿性骨折，X 线还是有一定的限制，这时就需要做 CT 检查，同时 CT 检查还具有三维重建功能，可以通过多角度、多方位更加清晰地显示骨质情况，让细微骨折无处遁逃。膝关节是人体内最复杂、最容易损伤的关节，膝关节核磁也是目前膝关节痛最常用的检查方法，是评价半月板、韧带、关节软骨等损伤最有效的方法。除了运动损伤引起的膝关节痛需要做膝关节核磁之外，中老年人膝关节慢性疼痛也需要做，膝关节核磁往往也能评价膝关节因年龄增加所导致的退行性改变。

? 002

膝关节痛为什么要拍片子？

运动能促进健康，运动也可能带来损伤。无论是跳广场舞的叔叔阿姨还是篮球场上的运动健将，难免会受伤，膝疼也是很多人来就医的原因。骨科医生通常都会先让去放射科

"拍片子",拍片子主要是指 X 线片,X 线能诊断骨折(图 6-6)及关节疾病,排除骨肿瘤(图 6-7)等疾病。如果怀疑肌腱、韧带、半月板的损伤或撕裂,还需要做核磁检查。

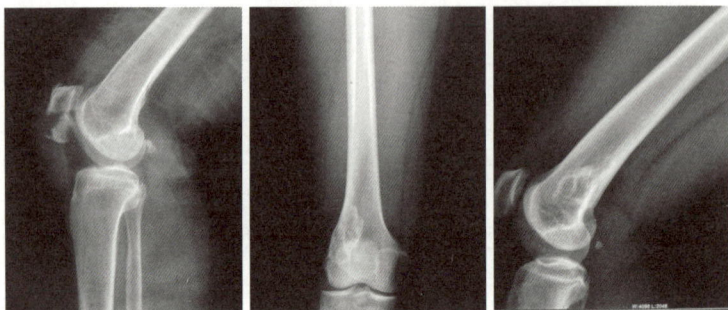

图 6-6 髌骨骨折(X 线)　　图 6-7 股骨远端非骨化性纤维瘤(X 线)

003

膝关节痛做核磁能检查出什么?

"拍完了 X 线和 CT,又来核磁门口排队了,这房间里滴滴答答那么响,究竟能查出什么?"不少患者可能有这样的疑问。下面我来讲一下。

X 线和 CT 主要是看骨头,而核磁则主要看软组织。如果把组织比作房子,即使钢筋、水泥质量过关,但要想住得舒服,装修也很重要。核磁就是帮你看看韧带、半月板等"软装"有没有问题的检查! 比如在打羽毛球时,一个扣杀很精彩,但若是落地时不慎损伤膝关节,膝关节痛马上就能让您无精打采。X 线能观察骨折，但如果没有发现明显骨折，膝关节痛不得不让你再次来到影像科。膝关节核磁能发现韧带的损伤或断裂，膝关节韧带主要有前交叉韧带、后交叉韧带、内侧副韧带、外侧副韧带，这些韧带在受到外伤后都可能损伤。比如一不小心跌倒，虽然没有骨折，但往往很容易造成交叉韧带的损伤或撕裂。如骑着电瓶车在马路上摔倒，很容易把内、外侧副韧带磕伤。这些损伤都可以通过膝关节核磁来诊断。膝关节除了韧带可能在运动中被扯断、撞坏之外，膝关节里还有两对半月板也很容易受到伤害，半月板就位于膝关节上下两个大骨头之间，起到缓冲作用，以减少骨与骨之间的摩擦，使股骨和胫骨和谐共处的同时也能让膝关节正常发挥功能。如果半月板出现了损伤，那你的膝关节可能就不会那么灵活，蹲下站起可能会"咔咔"响，甚至有时感觉好像卡住了一样，这时核磁就是重要的诊断工具，而 X 线无法观察到半月板，只能看到关节间隙变窄，CT 检查虽然能看到半月板，但难以观察半月板损伤程度，而核磁检查在半月板损伤方面具有绝对的优势，可以清晰地显示半月板损伤情况，并能进行损伤分级（图 6-8），同时核磁在观察骨挫伤、骨髓水肿（图 6-9）方面也有绝对的优势。

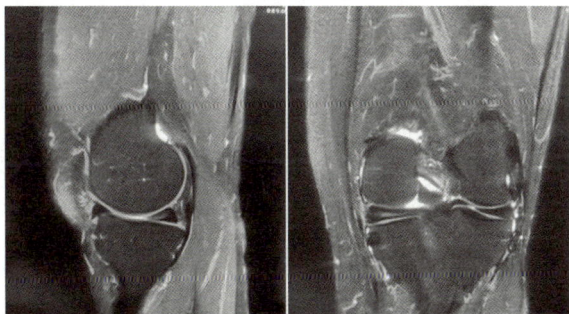

图 6-8　膝关节内侧半月板后角撕裂Ⅲ级（核磁）

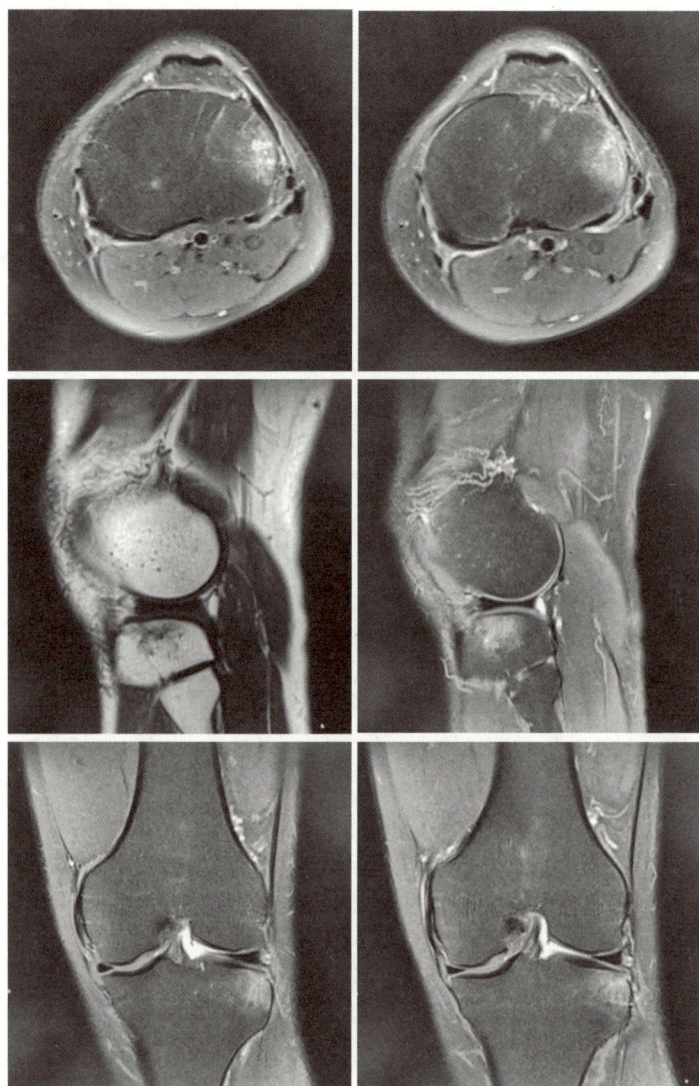

图 6-9　膝关节胫骨外侧平台骨挫伤（核磁）

? 004

儿童、青少年膝关节疼痛，该如何选择影像学检查？

儿童、青少年膝关节疼痛在临床上较为常见。选择影像学检查时应注意以下几个方面。

❶ 首先应排除外伤、感染，外伤时可考虑选用 X 线，X 线与 CT 相比辐射剂量较低，排除骨折效果较好。

❷ 有时孩子突然说腿疼，走路还一瘸一拐，这时家长务必重视，有可能是急性一过性膝关节滑膜炎。滑膜炎是指滑膜受到刺激产生炎症，造成分泌液失调形成积液的一种关节病变，儿童常见的滑膜炎有髋关节滑膜炎和膝关节滑膜炎。

滑膜炎的四大典型表现包括：（1）疼痛：表现为走路一瘸一拐，一脚深一脚浅；髋关节滑膜炎会表现为大腿面或者膝关节疼痛；（2）跛行：大部分孩子因走路跛行就诊，单侧发病；（3）关节肿胀：膝关节会出现局部肿胀，髋关节外观改变不明显，往往容易漏诊；（4）活动受限：受累关节屈曲旋转受限。核磁对儿童膝关节滑膜炎的诊断是最安全、直接、有价值的检查方法。核磁检查的目的在于确定有无膝关节、髋关节腔积液并排除有无早期股骨头无菌坏死以及关节其他疾病，可以为临床提供较大的诊断价值。

❸ 在临床工作中，常会遇到因胫骨结节处疼痛前来就诊小患者，有或者无外伤史。有外伤史的儿童还可以考虑是外伤

所致，但也不能忽视胫骨结节骨软骨炎。胫骨结节骨软骨炎又称为胫骨结节骨骺无菌性坏死，多发于 11~15 岁青少年，男性发病率较高，尤其是爱好运动的青少年比较常见，多有外伤史。胫骨结节骨软骨炎（图6-10）既可发生于单侧，也可双侧发病，给患者的正常生活造成影响。胫骨结节处肿大并有压痛是典型特征。

普通 X 线检查是诊断胫骨结节骨软骨炎的常用影像学检查方法。X 线平片显示患者早期为局部软组织肿胀。以髌韧

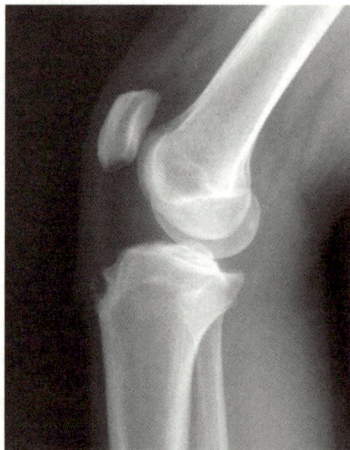

图 6-10　胫骨结节处钙化（X 线）

带的增大或增厚表现为特征，肌腱可产生继发性钙化或骨化，呈不规则结节状，并可被剥离而脱落，胫骨结节密度增高、碎裂，且与骨干轻度分离，分离部位的骨干边缘可呈小的缺损状；有时可见结节呈不规则裂隙，骨骺下方可有囊状透亮区；有时胫骨结节骨骺不规则增大，密度不匀，有节裂或边缘光滑的游离骨块。

❹ 剥脱性骨软骨炎是多种病因导致的关节软骨下局限性骨缺血性坏死，临床较为少见，病变早期易与退行性骨关节病相混淆而误诊，剥脱性骨软骨炎好发于股骨远端骨骺。病因不明，常见于喜好运动的青壮年男性，临床表现不明显，可长时间无症状，常见的主诉是间歇性的负重疼痛，在发病早期一般无明显不适，中后期出现关节肿痛、轻微的跛行甚至运动障碍、肌肉萎缩等表现。

　　X线平片能直观显示骨关节面局限性凹陷样骨质缺损，其缺损处骨质边缘呈规则、不规则硬化，部分缺损区内可有小片死骨，周围软组织肿胀，部分有骨质密度减低，部分早期病灶平片难以显示，这时就需要进行 CT 检查。CT 扫描显示骨关节面下局部骨密度不均匀减低，有局限性凹陷样缺损，边缘薄层硬化，病变处有小块死骨，周围环绕一圈低密度；CT 三维重建可通过冠状面、矢状位对病变部位进行分析，在显示病变范围及死骨等方面更有优势。核磁扫描在显示关节软骨下剥脱的死骨有明显优势，表现为病变处骨髓信号异常。

　　❺ 膝关节的恶性肿瘤也常常出现膝关节疼痛，最常见的是骨肉瘤，往往夜间疼痛明显，白天也可有疼痛，多伴有发热、消瘦，精神饮食差，下肢无力或跛行，有时局部有肿块、压痛明显，需要相关的影像学检查来鉴别。

　　在疾病和治疗的不同阶段选择的检查方法亦有差异，确定病变部位、范围及周围情况时，可选择 X 线、CT 或核磁确定，X 线、CT 所示云絮状肿瘤新生骨、骨膜反应（日光放射状、针状、Codman 三角等），80%~90% 可形成软组织肿块。核磁无法区分肿瘤、瘤周反应性骨髓水肿和红细胞系骨髓增生，核磁增强图像可显示肿瘤异质性、囊变和坏死区域。检查有无肺转移时，选择胸部 CT。检查有无骨转移时，选择骨显像和 / 或 PET-CT。手术切除之前，需要高空间分辨率核磁确定肿瘤和软组织范围及术后重建。

第三节　踝痛的影像学检查

?001

踝关节摔伤及扭伤的影像学检查有何区别？

　　在运动过程中不慎摔伤或扭伤踝关节，而不同的创伤方式会带来不同的后果。摔伤的踝关节一般引起骨质的损伤，严重者可能会导致骨折，甚至粉碎性骨折，优先选择 X 线（图6-11）及 CT 检查观察骨质情况，骨折会带来剧烈的疼痛和明显的关节肿胀，这些都有利于判断是否有骨折的可能，实在不放心可以先做一个 X 线检查。踝关节扭伤时，除了儿童骨质发育不完全及老年人骨质疏松容易导致骨折的情况，一般中青年扭伤后关节反复的不适或一次扭伤后造成踝关节的反复扭伤，往往是因为踝关节的软组织损伤。踝关节主要靠外侧韧带和内侧韧带来维持踝关节的内外侧稳定，由于解剖因素，外侧韧带强度低于内侧，故大部分人更容易出现内翻位扭伤。内翻位扭伤后，会导致外踝韧带的损伤。外踝韧带主要有距腓前韧带、距腓后韧带和跟腓韧带三组韧带构成，其中距腓前韧带最为薄弱。所以踝关节扭伤后，恢复的快慢与外踝韧带的损伤情况密切相关。

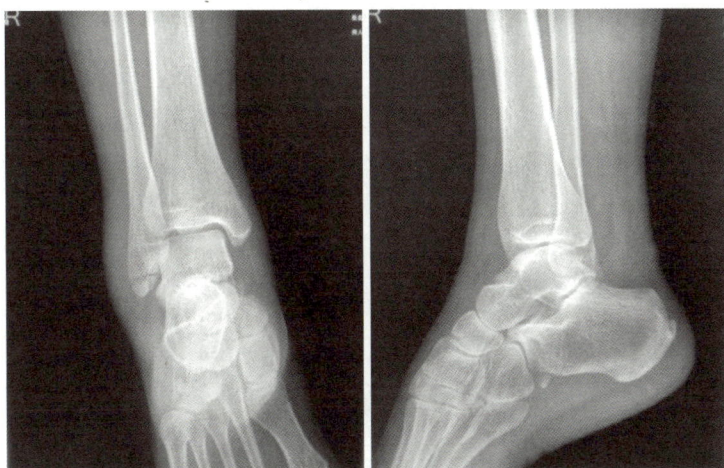

图 6-11 右外踝骨折（X 线）

?002

习惯性崴脚导致踝关节痛选择什么检查？能观察到什么？

踝关节扭伤是踝关节疼痛的重要原因，比如习惯性崴脚，没有骨折但踝关节总是痛，很可能是踝关节软组织损伤所致。核磁（图 6-12）作为踝关节软组织损伤的首选检查方法，能够准确观察韧带、肌腱、关节软骨及皮下软组织的情况，对骨挫伤也十分敏感，有些人踝关节扭伤 1~2 周就好了，有些人踝关节扭伤 2~3 周还不好，如果已经确定骨质完好，那很可能是软组织出了问题，韧带的损伤可以分为 3 个级别，Ⅰ级损伤有时就像我们的肌肉磕碰了一下，出现肿痛，很快就能恢复；Ⅱ级或者Ⅲ级损伤，由于韧带明显损伤甚至撕裂，如果早期没有正确的处理，撕裂的断端回缩会导致韧带无法愈合，踝关节就会出现慢性疼痛。

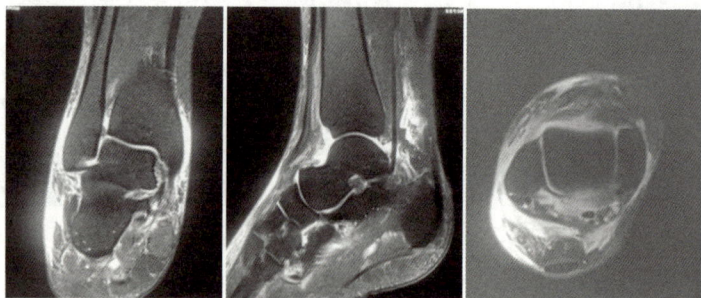

图 6-12　踝关节（核磁）

❓003

踝关节经常疼痛是怎么回事？需要做什么影像学检查？

案　例

　　小陈是一个铁杆足球迷，闲暇之余常和朋友们在球场上挥洒热汗。最近，每次踢完球后总感觉踝关节疼痛不舒服，于是前往医院就诊，医生告知是"踝关节撞击综合征"。小陈听完满是疑惑，这是个什么病呢？

踝关节撞击综合征是指在运动时踝关节周围软组织或骨性摩擦、撞击或挤压造成的踝关节疼痛或活动受限的一组疾病；过度活动后疼痛加剧，多数伴有或并发踝关节炎性改变。损伤原因多为运动损伤，往往踝关节周围会有骨赘增生、韧带损伤、韧带松弛、软骨损伤等病理性改变。

踝关节疼痛可以做以下影像学检查。

❶ X 线片检查：主要判断关节间隙变化及有无明显骨赘增生。

❷ CT 检查：尤其是三维 CT 检查，弥补 X 线片检查的角度限制问题，可以全面评估踝关节周围骨的改变。

❸ 核磁检查：清楚显示踝关节周围软组织、韧带、软骨、骨结构的改变，对踝关节损伤的严重程度及滑膜病变情况可做出良好判断，为踝关节撞击综合征的诊断提供重要的参考依据。

❓004

距骨后部经常疼痛是怎么回事？需要做什么影像学检查？

距骨后三角骨综合征又称"后踝撞击综合征"或"距骨受压综合征"，是后踝关节慢性反复疼痛的常见病因之一。距骨后三角骨是常见的变异，是踝部最多见的副骨，可表现为独立的不规则骨块，在临床上易被误诊为骨折。三角骨与其他副骨一样，可妨碍足的运动，同时本身亦可受外界影响发生无菌性坏死。多见于经常跖屈的人群，如芭蕾舞演员、登山运动员、足球运动员，这类人群如果脚踝后部经常反复疼痛，要警惕距骨后三角骨综合征的可能。通过影像学检查可以明确距骨后三角骨综合征骨质及软组织的情况。

距骨后部经常疼痛可以做以下影像学检查。

① 踝关节正侧位 X 线平片：可显示距骨后方有三角形或椭圆形的距后三角骨，也可了解对合面增生的情况。

② 踝关节 CT 检查：能观察到 X 线检查不能发现的囊状影及细小碎骨片影。部分患者可伴有轻度的踝关节骨性关节病。

③ 踝关节核磁检查：是诊断三角籽骨撞击综合征最全面的诊断方法，也是金标准。核磁可清晰显示三角籽骨形态、骨的信号强度、软骨损伤、软骨下骨髓水肿、滑膜炎症、临近肌腱损伤及其他异常软组织影。

? 005

无外伤情况下，踝关节总是疼痛，需要做什么影像学检查？

踝关节疼痛可能是痛风、退行性骨关节病等原因引起的，与以下因素有关。

1 免疫因素

❶ 类风湿关节炎：通常发作于手、腕、足踝等小关节，呈对称性分布，需要拍双手、腕关节 X 线片。

❷ 风湿性关节炎：主要发生在大关节，反复发作，愈后无关节畸形，需要拍双手、腕关节 X 线片。

❸ 色素沉着绒毛结节性滑膜炎（PVNS）：需要做相应关节核磁。

2 代谢性因素

❶ 痛风：常见于手足小关节，尤其是拇趾的跖趾关节，通常发生在饮酒，劳累或高嘌呤饮食后，需要做双能 CT 查痛风石结晶。

❷ 糖尿病：常见于病程较长的糖尿病患者，需要拍下肢血管 CTA 及足部正斜位。

3 退变性因素

骨关节炎：由关节退变导致的以骨质增生为特点的慢性关节疾病，需要做 X 线检查和核磁检查。

4 感染性因素

细菌、病毒感染：通常以起病急、有明显的中毒症状为最明显的特点，往往会伴随高热、畏寒等症状，病变关节多发生红肿胀痛的症状，根据病变进展情况，适当选择 X 线、CT 或核磁检查。

5 **其他因素**

　　由踝关节周围组织或全身其他部位疾病引起，如距骨坏死、腰椎间盘突出症等等。引起关节疼痛的疾病有很多种，往往均先进行 X 线检查予以初步诊断后，再选择其他影像学检查。

第四节　足痛的影像学检查

？001

患糖尿病二十年了，感觉脚趾皮肤发黑、疼痛，需要做什么检查？

　　糖尿病足是糖尿病患者血糖控制不佳引起的足踝部周围神经病变，从而使足踝部发生骨、关节感染形成溃疡，溃疡经久不愈，严重者可能面临截肢风险，甚至导致败血症并危及生命。糖尿病足最初通常无症状，早期与踝关节扭伤、蜂窝组织炎、静脉血栓形成、炎性关节炎等疾病的临床表现非常相似。其通常分急性期和慢性期两个发展阶段，这两个阶段的体征和症状可能会重叠。急性糖尿病足的临床表现是关节肿胀、发红，可伴有疼痛。慢性期有骨关节畸形并出现溃疡及窦道，且经久难愈，足趾皮肤发黑，最终发生坏疽而截肢。

　　为了确诊和治疗糖尿病足，医生可能会建议进行 X 线、

CT 和核磁等影像学检查。

❶ X 线和 CT 检查：糖尿病足早期影像学上无明显改变，少数有骨质疏松，或仅有软组织肿胀。随病情发展，骨质疏松加重，出现骨质破坏，骨质破坏可融合呈大片状骨质破坏区，骨端骨质吸收，骨干萎缩，呈"削铅笔"样改变，可将趾骨整块完全破坏呈骨质缺损，骨破坏区周围骨质以密度减低为主，一般无骨膜反应（图 6-13、图 6-14）。易累及关节，引起足、踝部多关节损毁，关节结构紊乱，可见明显的跖趾关节和 / 或趾间关节脱位、半脱位现象，致使足部畸形，典型者呈夏科氏关节病骨质破坏表现。小腿、踝关节及跖骨间可见双轨状及管状钙化影表现。易发生软组织感染，踝、足部软组织有不同程度肿胀，其内可见或多或少的游离气体影，出现经久不愈的溃疡或形成窦道。

双侧下肢动脉 CTA（即 CT 血管造影）表现为多发性、节段性血管粥样硬化，下肢动脉多发局部管壁增厚，可有散在斑点钙化斑块，管腔粗细不均，呈串珠状狭窄，严重者血管闭塞。

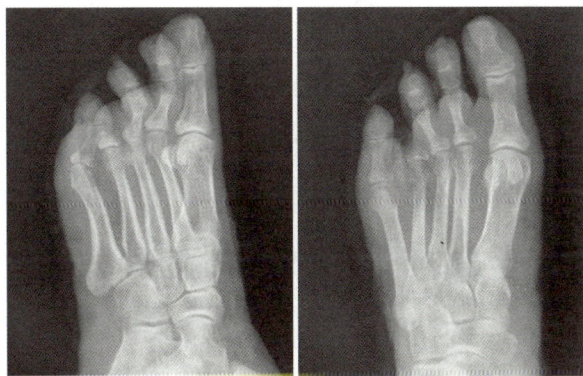

图 6-13　糖尿病足（X 线）

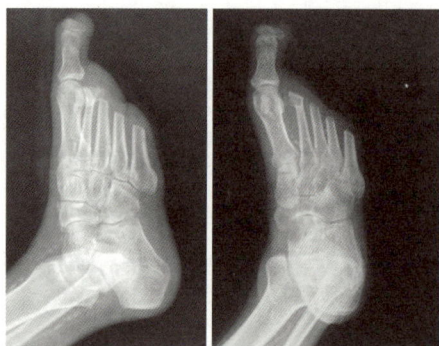

图 6-14　糖尿病足术后（X 线）

❷ 核磁检查：TlWI 呈低等混杂信号，T2WI 呈低等高混杂信号，关节周围软组织肿胀，关节腔有积液，关节软骨缺失或仅残留少许边缘软骨，关节间隙增宽、塌陷，骨端关节面下可见散在灶性斑片状水肿信号影，关节腔内多发大小不等的游离骨块影，关节囊扩张增厚、囊壁牵拉松弛，关节囊撕裂时与周围软组织粘连形成分叶状软组织团块。可发生自发性骨折，关节周围韧带、肌腱增粗迂曲。

❓002

尿酸很高、第一脚趾头总疼，是不是得痛风了？应该做什么影像学检查？

痛风是因血尿酸水平过高导致尿酸盐结晶沉积在关节内而引发的一种疾病，沉积的结晶即痛风石是痛风的特征性临床表现。好发部位常见于跖趾、指间、掌指、肘等关节以及跟腱、髌骨滑囊等处。随着居民生活水平的提高和饮食结构的改变，痛风的发病率呈不断上升趋势，已成为常见慢性病。

临床诊断痛风的常用影像学方法有 X 线、常规 CT、核磁和超声等，均存在明显的缺点。X 线可见穿凿状或鼠咬状骨质破坏；常规 CT 可显示骨质破坏及周围软组织内高密度影，二者均不能进行特异性诊断；核磁可显示骨皮质侵蚀、骨髓水肿，但对痛风石的显示特异性不高，且检查时间长、费用高；超声虽然被认为是一种无创且相对特异性较高的痛风检查方法，但超声视野小，对操作者的依赖性较强，且仅适用于四肢关节的检查。针对痛风的传统影像学检查有限，易漏诊、误诊。

目前，双源 CT 双能量扫描模式在诊断痛风尿酸盐结晶方面起到了至关重要的辅助作用（图 6-15）。双能量 CT 检查是一种非侵入性的影像学检查技术，能够直观显示尿酸盐结晶体在体内的沉积情况。双能量 CT 成像在痛风性关节炎诊断中的优势包括以下几个方面。

❶ 能够用不同颜色直接显示尿酸盐结晶沉积，可以协助诊断尿酸水平正常的痛风患者，也可用于排除单纯高尿酸血症而非痛风患者。

❷ 可用于全身各个部位的检查，尤其适用于不典型部位（如中轴骨）的检查。

❸ 对痛风石可进行准确的定量，检测临床治疗疗效，对于痛风患者的降尿酸治疗具有良好的指导意义。

❹ 安全、快速、无创，相对于常规 CT 扫描并没有增加患者的辐射剂量，扫描外周关节的射线剂量可以说是微乎其

微。双能量 CT 进行痛风分析具有快速多关节成像、无创、定量、费用低、可重复性高的特点，具有很高的灵敏度，为临床快速诊断起到了至关重要的作用。

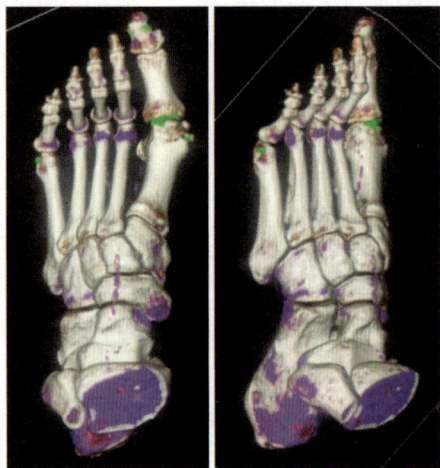

图 6-15　痛风石结晶（绿色）双能量 CT

第七章

脊柱侧弯痛的
影像学检查

脊柱侧弯痛常选择哪些影像学检查方法？

脊柱侧弯痛的影像学检查步骤都有哪些？

为什么查脊柱侧弯常做X线检查？患者需要
　如何配合检查？

脊柱侧弯拍X线片时是站着还是躺着？有何区别？

通过X线检查如何诊断脊柱侧弯？

……

? 001

脊柱侧弯痛常选择哪些影像学检查方法？

脊柱侧弯痛可以选择以下影像学检查方法。

❶ 全脊柱正侧位的 X 线检查（图 7-1）：是最基本的影像学检查方法，检查简便快速，可以显示脊柱的整体形态和结构，有助于医生判断脊柱侧弯的程度和位置，和物理检查一样是脊柱侧弯诊断治疗的基本依据，借助 X 线片可以了解脊柱侧弯的病因、类型、位置、大小、范围和可屈性等。

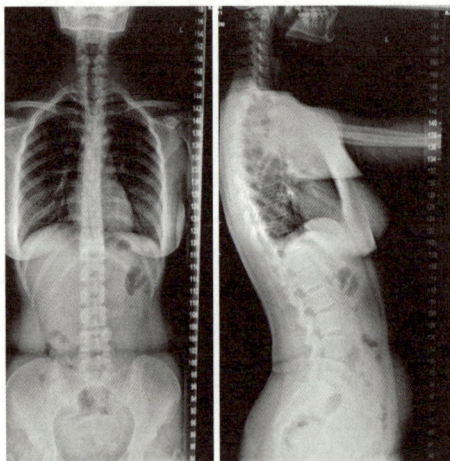

图 7-1　脊柱全长正侧位（X 线）

❷ 电子计算机断层 X 线扫描检查：可以提供更详细的脊

柱图像，包括椎体、椎管内、椎旁组织的细微结构，对诊断脊柱的骨性病变和软组织病变非常有帮助。

❸ 核磁检查：对脊柱的软组织病变具有很高的敏感性，可以清晰地显示脊髓、神经根等结构，对诊断脊柱的炎症、肿瘤、脊髓病变等非常有帮助。

❹ 脊髓造影检查：在某些情况下，医生可能会建议患者进行脊髓造影检查，以了解椎管内有无并存的畸形，从而为手术治疗提供参考。

❓002

脊柱侧弯痛的影像学检查步骤都有哪些？

脊柱侧弯的影像学检查通常包括 X 线、CT 和核磁检查等，具体步骤可能因检查方法和医院流程而有所不同。检查步骤如下。

❶X 线检查：（1）患者进入检查室，根据医生的指示进行不同角度的体位摆放，如站立位脊柱全长正侧位像、仰卧位最大左右弯曲位像、去旋转像等。（2）X 线设备会发出射线穿过身体，记录脊柱的影像。（3）分析 X 线片，测量脊柱侧弯的角度，评估脊柱的形态和结构。

❷CT 检查：（1）医生会评估患者进行 CT 检查的部位，确定 CT 检查。（2）患者躺在 CT 扫描床上，根据医生的指示

进行体位摆放。（3）CT机发出X射线，探测器接收信号生成脊柱的横断面图像。（4）分析CT图像，利用三维重建，观察椎体结构、周围骨性结构等细节。

❸ 核磁检查：（1）医生会评估是否需要进行核磁检查，并解释检查的目的和注意事项。（2）患者需要摘下身上的金属物品，躺在核磁检查床上，根据医生指示进行摆位。（3）核磁设备会发出无线电波和磁场，与身体内的氢原子相互作用生成脊柱的详细图像。（4）分析核磁图像，观察软组织结构、脊髓、神经根等细节。

另外，在进行这些影像学检查之前，医生可能会要求患者签署知情同意书，并解释检查的风险和注意事项。

❓003

为什么查脊柱侧弯常做X线检查？患者需要如何配合检查？

脊柱侧弯通常可通过X线片、CT扫描、核磁检查等常用的影像学检查以明确诊断和评估病情，但X线片检查通常是首选。

❶ X线片是目前评价脊柱畸形的最佳影像学检查方法。高质量的正侧位X线片，能够清晰地显示骨性结构，以便于对侧弯进行测量和评估。正位片要求上端包括下颌，下端包括股骨头，两侧包括整个胸廓和髂骨的外缘。侧位片要求上端包

全颈椎，下端包括股骨头，两侧包括整个躯干。脊柱侧弯的正位X线片均为后前位，即患者面对投照板，X线光束自患者后方射入。这样做的目的是在减少X线对甲状腺、胸腺、性腺的损害同时便于读片，脊柱侧弯X线片的左侧为患者的左侧，右侧为患者的右侧，这样的影像与临床医生从后面评估患者的背部侧弯及后路手术的视野是一致的。

❷ 脊柱侧弯检查的标准体位是站立位。患者配合检查的正确姿势如下。

（1）正位片（图7-2）：患者站立位，赤足，双脚分开与肩同宽，双膝、髋关节自然伸直，双肩放松，双手自然下垂于身体两侧，下颌抬平，双眼平视前方。

（2）侧位片（图7-3）：同样方法站立，双臂屈肘呈90°，水平举于胸前。主弯的凸侧在投照板侧，X线光束自主弯的凹侧射入，以获得高质量的侧位片。

注意消除下肢不等长对脊柱带来的影响，如果双下肢的长度差大于2cm，拍片时应垫高短侧下肢使骨盆保持水平。

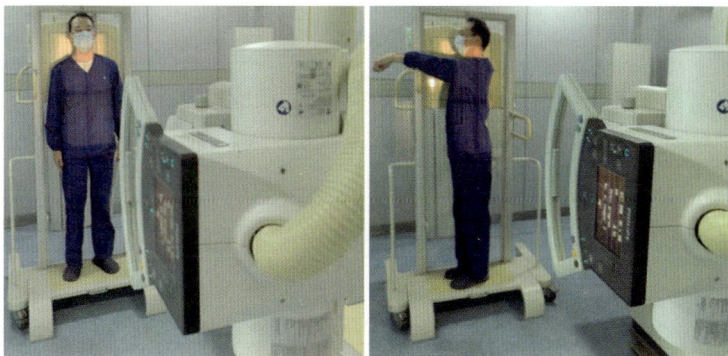

图7-2　X线脊柱全长正位拍照姿势　图7-3　X线脊柱全长侧位拍照姿势

❓004

脊柱侧弯拍 X 线片时是站着还是躺着？有何区别？

某脊柱侧弯患者在两家医院分别采用站立位和卧位拍摄 X 线平片，结果却有偏差，这主要有以下几方面原因。

❶ 脊柱形态：在立位时，由于重力的作用，脊柱会呈现出更加真实的侧弯形态。这种形态是患者日常活动中最直接的体现，也最能反映出脊柱的实际问题。相比之下，卧位时，由于重力和肌肉张力的减少，脊柱的侧弯程度可能会减轻，其形态可能不如立位时明显。

❷ 椎间隙高度：立位时，由于椎间盘受到压力，椎间隙可能会变窄，有助于医生观察椎间盘的退变和压缩情况，评估脊柱的稳定性和功能。而在卧位时，由于椎间盘不受压力，椎间隙会相对增宽，会影响医生对脊柱疾病的判断。

❸ 侧弯角度：在立位时，由于脊柱受到重力和肌肉张力的共同作用，其侧弯角度可能会更加显著，这种角度的变化对于评估脊柱侧弯的严重程度具有重要意义。而在卧位时，由于重力和肌肉张力减少，脊柱的侧弯角度可能会变小，从而可能低估脊柱侧弯的严重程度。

综上所述，在诊断脊柱侧弯时，通常采用站立位的 X 线检查。站立位 X 线片可用于评估脊柱在承受重力作用下的真实侧弯形态和程度，能够更准确地反映脊柱的真实状态；而卧位 X 线片则适用于无法站立的患者（如严重疼痛、虚弱或术后早期）。

?005

通过 X 线检查如何诊断脊柱侧弯？

脊柱侧弯的 X 线检查主要通过观察和分析脊柱的形态和结构来评估脊柱侧弯的程度和位置。以下是一些具体的 X 线检查指标。

❶ Cobb 角：是评估脊柱侧弯程度最常用的指标。在脊柱 X 线正位片上测量侧弯最上端椎体延长线的垂线与最下端椎体延长线的垂线相交所形成的交角，即为 Cobb 角。通常认为 Cobb 角大于 10 度可诊断为脊柱侧弯。

❷ 脊柱形态：医生会观察脊柱的整体形态，看是否存在异常的弯曲、旋转或不对称等情况。例如，脊柱可能会向一侧或两侧呈现"C"形（图 7-4）或"S"形（图 7-5）弯曲。

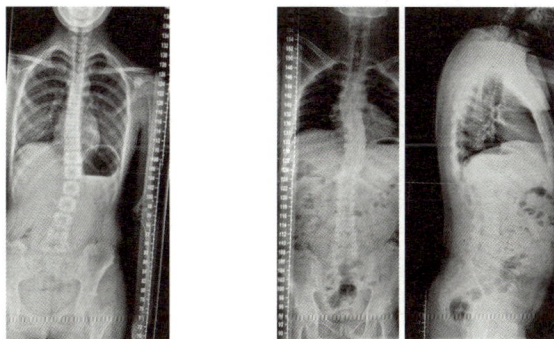

图 7-4　脊柱 C 形侧位（X 线）　　图 7-5　脊柱 S 形侧位（X 线）

❸ 椎间隙变化：在脊柱侧弯的情况下，椎间隙可能会发生变化，表现为一侧椎间隙变窄，另一侧变宽。这有助于医生判断侧弯的程度和位置。

❹ 椎体旋转：除了侧弯外，脊柱还可能发生旋转。医生会通过观察椎体的旋转程度来评估脊柱的旋转情况。

❺ 剃刀背征象：在 X 线片上，可以观察到患者背部出现的不平滑曲线，即剃刀背征象。这有助于医生判断脊柱侧弯的程度和位置。

❻ 内脏受压征象：脊柱侧弯可能导致内脏器官受到压迫，因此医生在 X 线片上会观察内脏受压的征象。例如，心脏和肺部可能会因为脊柱侧弯而发生移位。

❼ 骨盆倾斜：脊柱侧弯可能导致骨盆发生倾斜，医生在 X 线片上也会观察这一指标。

❓006

普通人如何看懂脊柱侧弯的 X 线片？

正常人的脊柱从后面看应该是一条直线，并且躯干两侧对称，而脊柱侧弯则会涉及以下影像表现。

❶ 脊柱弯曲：在 X 线正位片上，可以看到脊柱明显向一侧弯曲，偏离了中轴线，形成"C"形或"S"形的曲线。

❷ 椎体旋转：脊柱侧弯往往伴随着椎体的旋转，即原本应该与脊柱轴线平行的椎体变得倾斜或旋转。

❸ 棘突偏离中线：在 X 线侧位片上，可以看到棘突（脊柱后方的突起部分）偏离了中线，这是脊柱侧弯的明显标志之一。

❹ 椎间隙不等宽：由于脊柱的弯曲和旋转，可能导致椎间隙（两个相邻椎体之间的空隙）变得不等宽。

❺ 两侧肋骨不等高：在 X 线正位片上，脊柱弯曲可导致两侧的肋骨在高度上不一致。

第八章

胸腹痛的影像学检查

青少年运动后突然胸闷、胸痛，是怎么回事？
需要做什么影像学检查？

出现胸闷、心绞痛，怀疑自己得了冠心病，
需要做什么影像学检查？

夜间突发胸痛，做什么影像学检查？

影像学检查如何发现早期肺癌？

外伤后胸痛，怀疑自己肋骨骨折，需要做什么
影像学检查？

......

第一节　胸痛的影像学检查

?001

青少年运动后突然胸闷、胸痛，是怎么回事？需要做什么影像学检查？

　　一些瘦高体型的青少年运动后突然出现胸闷、胸痛，是怎么回事？在临床中，最有可能是发生气胸了。正常人的胸腔是密闭的，气体可以在肺泡进出。肺泡破了，如果外围没有别的肺泡包裹，气体便直接进入胸腔，占据原本膨胀的肺空间。气体压迫肺组织，使肺体积缩小，这就是气胸。气胸依据形成原因分为自发性气胸和继发性气胸。自发性气胸主要发生在青壮年，尤其是瘦高体型者，另外也常见于长期吸烟人群，以及患有慢性支气管炎、支气管哮喘、慢性阻塞性肺部疾病的老年人群。

　　气胸后，最典型的症状是胸痛，一般单侧发作，呈针刺样痛或撕扯痛，有时还会放射到肩背或手臂。胸痛往往突然发生，咳嗽及深吸气时疼痛加剧。疼痛一般不会自行缓解，需要治疗后才可以减轻疼痛症状。此外气胸还可以出现胸闷、气短、呼吸困难、咳嗽等症状。

　　对于气胸患者，临床一般进行 X 线（图 8–1）或 CT 影像学检查（图 8–2），X 线平片典型表现为外缘凸弧形无肺纹理区，内侧为压缩肺组织边缘线形成的线状致密影。若是极少量气胸，X 线有时观察不佳。CT 检查的影像表现更为直观，可直接发现胸腔的游离气体，并能同时对胸壁、肺及纵隔情况做出评估，为气胸形成的原因及治疗方法的选择提供更为全面的信息。根据症状、气胸的范围，临床医生会进一步选择合适的方式治疗。如果是少量气胸，胸腔内气体较少，呼吸正常，可选择保守治疗，安静卧床休息，充分吸氧，减少活动，有利于气体的吸收及肺组织的复张。如果呼吸困难明显、肺压缩程度较重，尤其是张力性气胸，需要紧急排气者，应尽早采用胸腔闭式引流术。

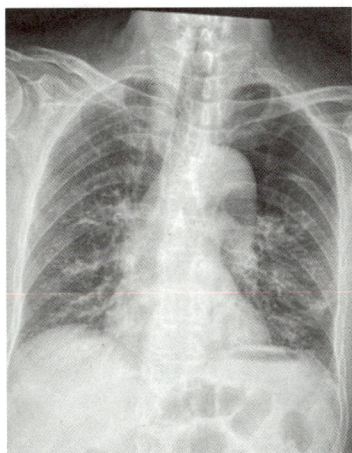

图 8-1　左侧气胸（X 线）

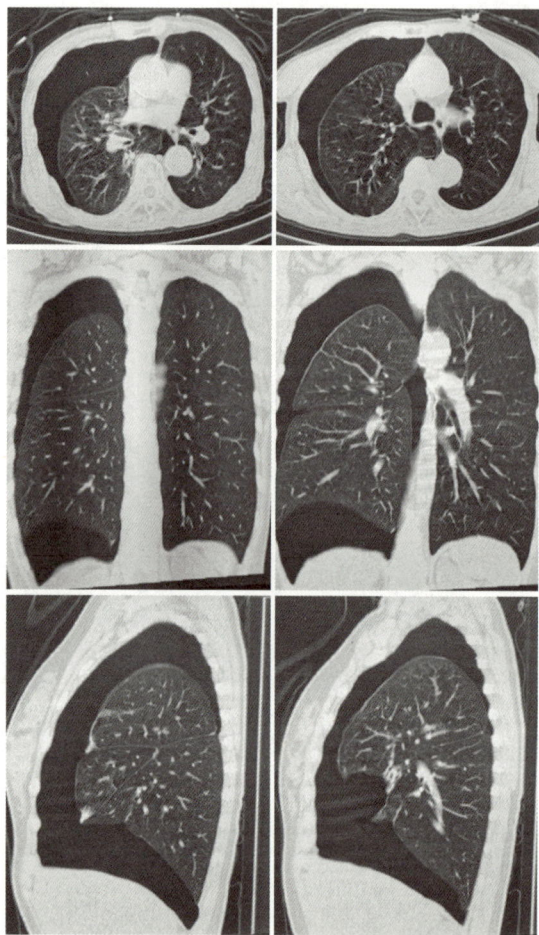

图 8-2　右侧气胸（CT 平扫＋三维重建）

? 002

出现胸闷、心绞痛，怀疑自己得了冠心病，需要做什么影像学检查？

冠心病的全名是冠状动脉粥样硬化性心脏病。我们常说的心绞痛、心肌梗死、支架、搭桥等等都属于冠心病范畴。简单地说就是心脏动脉血管因为动脉粥样硬化斑块引发心血管狭窄，使血流受阻，导致心脏缺血，产生心绞痛。

冠心病的诊断依赖于病史、症状、心电图、实验室检查影像学检查等。首先，是否有冠心病临床常见表现，如胸闷、胸痛、心慌、气短等；其次是否有冠心病的高危因素如三高、吸烟、肥胖等；再者休息或含服硝酸甘油后，症状是否缓解，发作时心电图是否有改变等；最后就是在医院通过实验室检查如心肌酶标志物，通过影像学检查如心脏彩超、冠状动脉CTA、冠状动脉造影等来进一步明确是否得了冠心病。下面介绍诊断冠心病常用的影像学检查方法。

❶ 心脏彩超：能够清楚地显示心脏结构，如心壁厚薄、心腔大小、心脏瓣膜启闭、心壁运动等情况，能较准确地测定患者的心脏功能，对冠心病的诊断与鉴别诊断有很大的帮助。心绞痛患者的超声心动图改变主要表现为心腔大小变化，室壁运动幅度减低、不协调等，它还能显示心腔内出现不同方向的血流。

❷ 冠状动脉 CTA（图 8-3）：通过观察冠状动脉的斑块情况、狭窄程度与部位，来评估患者的情况。对于支架植入术的患者，可以观察支架的位置、支架的通畅情况等；对于搭桥术后患者，可以清晰显示桥血管情况，了解冠状动脉在治疗后的情况。冠状动脉 CTA 的优点是创伤小，危险性低，易于接受，尤其是适用于基础疾病较多、病情较重的患者。

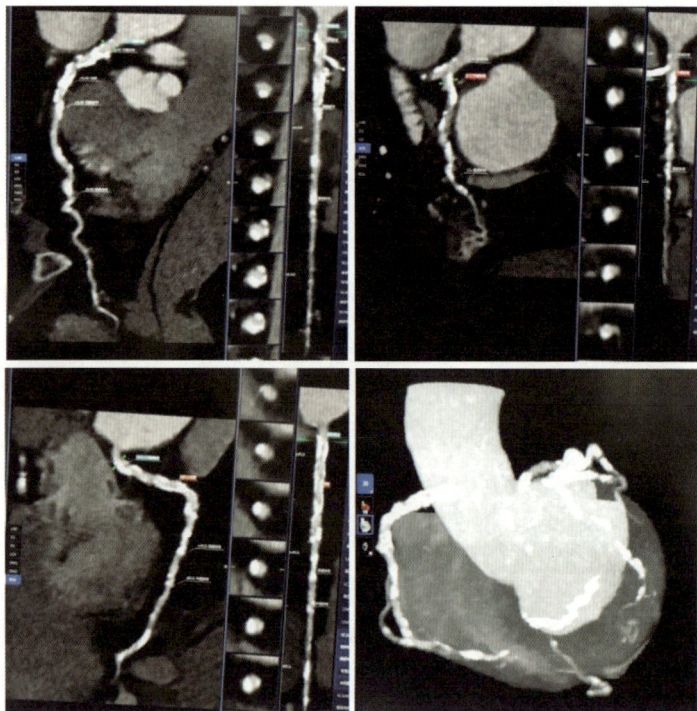

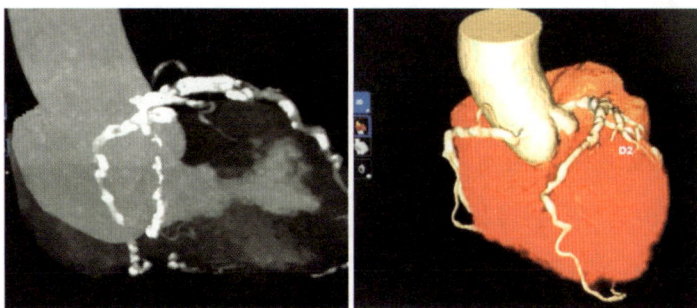

图 8-3　冠状动脉硬化（CTA）

❸ 冠状动脉造影：即 DSA 检查，也是我们常说的导管技术或介入检查，是将特殊的导管经大腿处股动脉或上肢桡动脉处穿刺后沿通道至冠状动脉开口，再将造影剂注入冠状动脉，通过 X 线下的显影，来判断冠状动脉有无病变、病变范围及病变严重程度。若发现冠状动脉为重度狭窄，可根据情况放入支架。冠状动脉造影是目前诊断冠心病直接可靠的方法，是心脑血管疾病诊断的"金标准"。

?003

夜间突发胸痛，做什么影像学检查？

对于夜间突发胸痛的患者，及时就医非常重要，因为胸痛可能是急性心脏病发作的标志，如心肌梗死。以下是几种可能需要进行的影像学检查。

❶ 胸部 X 线：是检查胸痛病因的初步方法，可以显示肺

部、心脏和胸腔的结构，帮助发现肺炎、肺栓塞、气胸、肋骨骨折等问题（图 8-4）。

❷ 超声心动图：使用超声波检查心脏结构和功能，可以评估心脏瓣膜、心肌和心包的状况，对于心肌梗死、心包炎等心脏疾病的诊断很有帮助。

❸ 胸部 CT：胸部 CT 能够提供详细的横断面图像，对

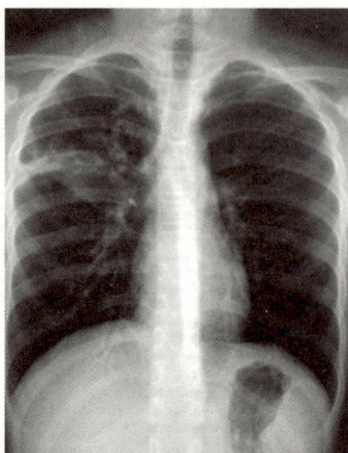

图 8-4　右上肺肺炎（X 线）

于发现肺部病变、主动脉夹层、肺栓塞、纵隔肿瘤等病变非常敏感。

❹ CT 冠状动脉造影：是一种特殊的 CT 检查，可以详细显示冠状动脉的狭窄或阻塞情况，对诊断冠心病和急性心肌梗死具有重要价值。

❺ 核磁检查：核磁在软组织对比度上优于 CT，对于心肌病变、心包疾病以及胸壁病变的评估非常有效。

❻ 核素扫描：如心肌灌注扫描，可以评估心肌的血液供应情况，有助于诊断冠心病。

❼ 冠状动脉造影：是一种有创性检查，通过插入导管来直接观察冠状动脉的血流情况。对于较重患者，可以放入支架。冠状动脉造影是诊断冠心病的"金标准"。

在急诊情况下，医生会根据患者的具体症状、体征和初步检查结果来选择最合适的影像学检查。例如，如果怀疑心肌梗死，可能首先进行心电图和血液标志物检测，然后根据情况

选择超声心动图或 CTA。通过合适的影像学检查，查明胸痛原因，避免产生潜在的严重后果。患者应遵循医生建议，进行必要的检查和治疗。

? 004

影像学检查如何发现早期肺癌？

临床上有高达50%以上的肺癌患者出现过胸痛的情况，常表现为胸部不规则的隐痛或钝痛。肺癌引发的胸痛通常表现为与呼吸相关的疼痛，即在深吸气或咳嗽时胸痛。长期抽烟的人群，如果在夜里时常感觉胸闷、胸痛，一定要提高警惕，去医院

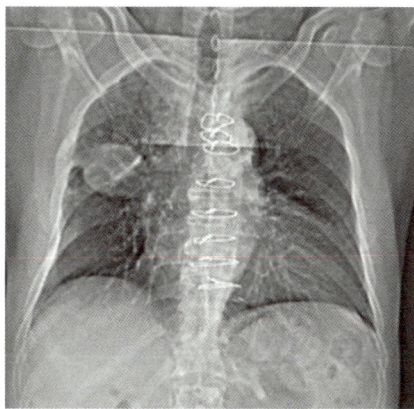

图 8-5 右上肺肺癌（X 线）

进行相关影像学检查，筛查有无肺癌的存在。以下是几种常用的影像学方法。

❶ X 线检查：是一种基础的影像学检查，可以用来检测肺部的异常，但它对早期肺癌的诊断价值有限（图 8-5）。

❷ CT 检查：是当前肺癌诊断、分期、疗效评价及治疗后随访中最重要和最常用的影像学检查方法（图 8-6）。CT 能够

显示 X 线胸片上难以发现的影像信息，有效地检出早期肺癌，进一步验证病变所在的部位和累及范围。低剂量螺旋 CT 特别适用于高危人群肺癌的筛查。

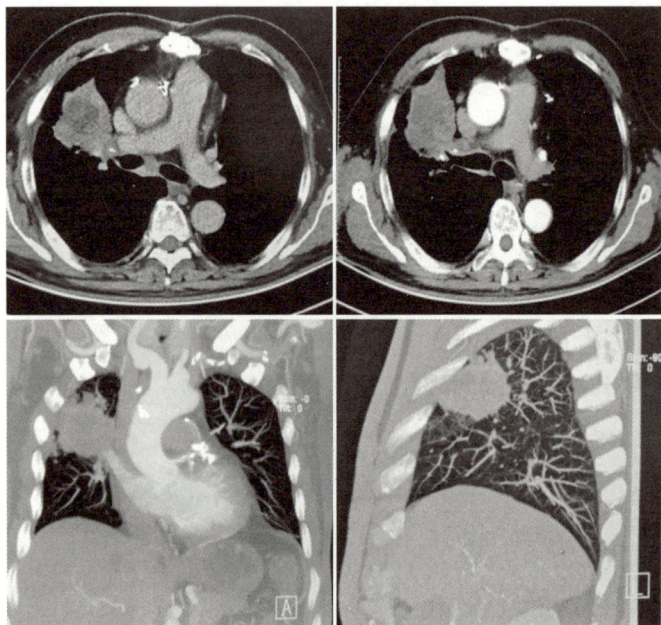

图 8-6　右上肺肺癌（CT 增强 + 三维重建）

❸ 正电子发射断层扫描（PET-CT）：PET-CT 可以提供关于肿瘤代谢活性的信息，有助于区分良性和恶性肿瘤以及发现肺癌的远处转移。

❹ 核磁检查：在某些情况下，如患者对 CT 使用的辐射有顾虑，或者需要更好地分辨软组织结构，可以使用核磁。

通过定期的影像学筛查，尤其是对于有高风险因素的人群（如长期吸烟者、有职业暴露史、家族史等），可以显著提高早期发现肺癌的机会。早期发现对于提高肺癌患者的生存率至关重要。对于高危人群，推荐使用胸部低剂量 CT 进行肺癌筛查，不推荐胸部 X 线用于肺癌筛查。对于复诊或疑似早期肺癌的肺结节，推荐胸部高分辨率薄层 CT 加三维重建，并可使用定量 CT 分析与计算机辅助、人工智能辅助诊断和评估肺结节。

❓005

外伤后胸痛，怀疑自己肋骨骨折，需要做什么影像学检查？

　　外伤后出现胸痛是身体遭受撞击或压力后的常见症状，肋骨骨折是导致胸痛的常见原因之一。肋骨骨折不仅会引起疼痛，还可能导致呼吸困难、气胸或血胸等并发症，因此及时确诊和治疗非常重要。临床常需要进行以下几种影像学检查。

　　❶ 胸部 X 线：是初步检查肋骨骨折的首选方法。胸部 X 线片可以显示肋骨的形态，帮助医生发现骨折、错位或其他胸部损伤。然而某些类型的肋骨骨折（图 8-7），如裂缝骨

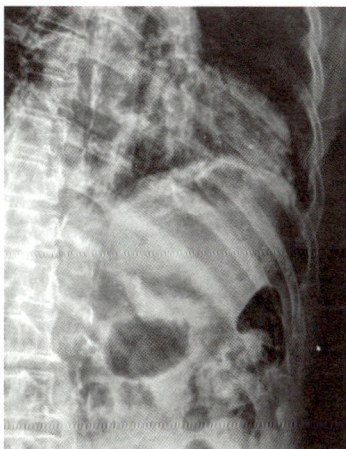

图 8-7　左侧第 7、8 肋骨骨折（X 线）

折，在 X 线片上显示可能不明显，还需要进行肋骨 CT 检查。

❷ 超声检查：虽然这不是肋骨骨折的首选检查方法，但超声可以在没有辐射风险的情况下检查胸壁的软组织损伤情况。

❸ CT 检查（图 8-8）：建议做肋骨 CT 扫描，注意不是胸部 CT 检查。对于 X 线片不明确的骨折，CT 扫描能够提供更详细的图像，能够清晰显示肋骨的微小骨折、错位以及周围软组织的损伤情况，尤其是肋骨的三维 CT。CT 对于多发性肋骨骨折、胸骨骨折或胸椎损伤的诊断特别有帮助。

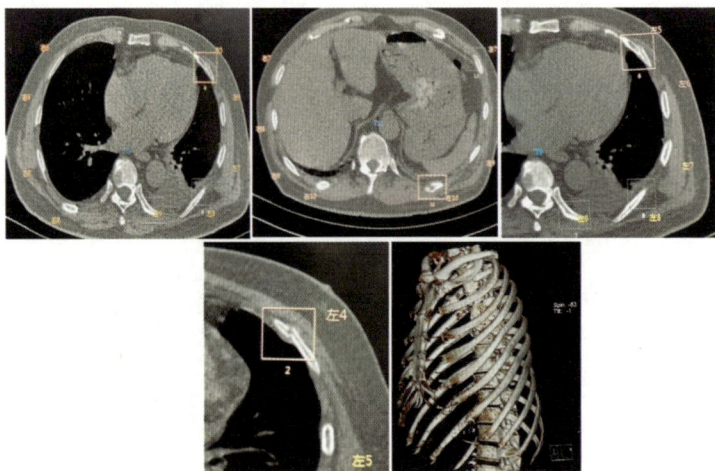

图 8-8　左侧第 4-9 肋骨折（肋骨 CT 平扫 + 三维重建）

❹ 核磁检查：核磁检查在显示软组织损伤方面优于 CT，但对于肋骨骨折的诊断通常不是首选。核磁检查可在评估与肋骨骨折相关的软组织、神经或血管损伤时使用。

在急诊室，医生会根据患者的症状、体征和初步 X 线片结果来决定是否需要进一步的影像学检查。如果 X 线片结果不明确，X 线检查结果与医生预估的有出入或者需要更详细的骨折信息，医生可能会建议进行肋骨 CT 扫描。

第二节　腹痛的影像学检查

❓001

腹痛如何选择合适的影像学检查？

腹痛是临床诊疗过程中的常见症状，也是促使患者就诊的原因。腹痛多由腹内组织或器官受到某种强烈刺激或损伤所致，也可由胸部疾病及全身性疾病所致。针对不同原因的腹痛，应该如何选择影像学检查？

1 腹部外伤

如果是由于外伤所引起的腹痛，根据患者受伤部位和情况，需要做超声、CT 检查，看看是否有肝脏破裂、脾脏破裂，以及有无腹腔积液、积血和肾脏的问题。如果考虑有肠穿孔，还需进行站立位腹部 X 线平片的检查，看是否存在膈下游离气体以诊断胃肠穿孔。

2 消化空腔脏器病变

如果是由于吃饭不规律，常常是在饭前或是饭后所引起的疼痛，可考虑胃或十二指肠球部溃疡，通常需要做上消化道钡餐造影检查。如果怀疑肠套叠或手术后、肿瘤占位所引起的肠梗阻时，需要进行站立位腹部 X 线平片（图 8-9）或 CT 检查，看看肠管内是否有积气、积液或有典型的气液平面存在。如果做消化道造影检查时发现消化道肿瘤，则需做 CT 平扫加增强，以明确肿瘤及其与周边组织的关系，看是否有周围浸润或淋巴结转移。

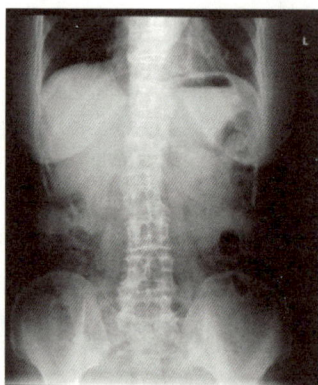

图 8-9　立位腹（X 线平片）

3 消化实质脏器病变

对于肝脏疾病，首选超声检查。当需要区分肝囊肿、肝血管瘤、肝硬化（图 8-10）以及肝肿瘤时，需要做 CT 平扫加增强扫描，或者核磁检查。如果上腹部疼痛是因胆囊引起，需要进行超声检查，看看是否有胆囊结石（图 8-11），或是胆囊肿瘤，必要时进一步做核磁的胰胆管成像（MRCP，图 8-12）或者 CT 平扫加增强。暴饮暴食所引起的腹痛，如考虑胰腺炎时，需进行 CT 扫描；如考虑胰头癌时，除做平扫以外，往往还需要做 CT 增强扫描。

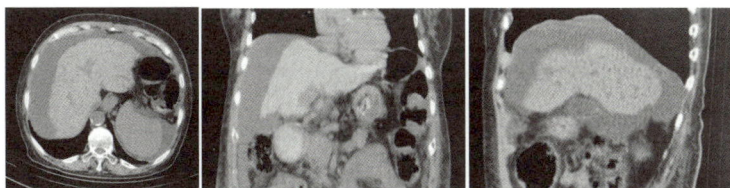

图 8-10　肝硬化、腹水（CT 平扫 + 三维重建）

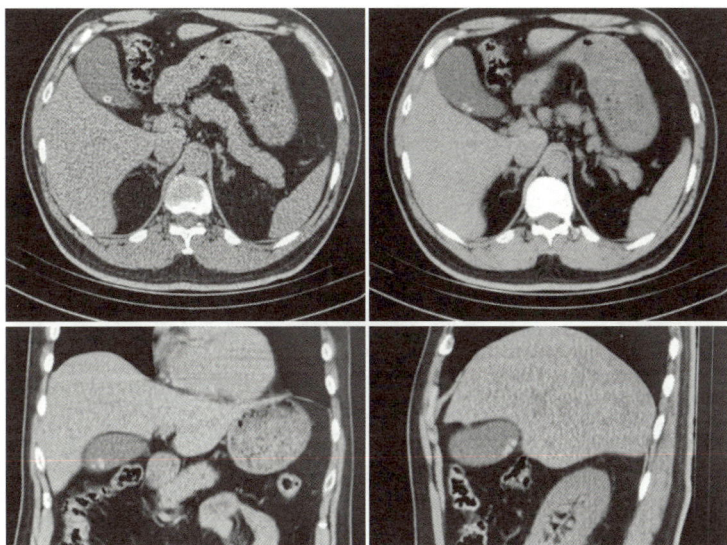

图 8-11　胆囊结石（CT 平扫 + 三维重建）

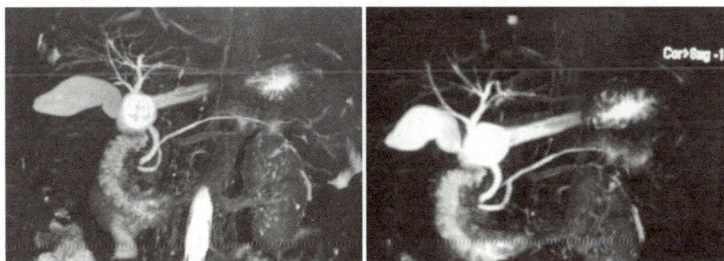

图 8-12　胰胆管成像（MRCP）

4 泌尿系统病变

如果腹痛是因泌尿系统结石所引起，需要做腹部超声检查、X线平片（卧位腹平片）或泌尿系CT检查，查看泌尿系统结石的位置及肾、输尿管积水情况。如考虑肿瘤、结核，或是囊肿、多囊肾（图8-13）以及泌尿系统畸形等，建议做CT平扫加增强，并做三维重建，当然也可以选择核磁检查。

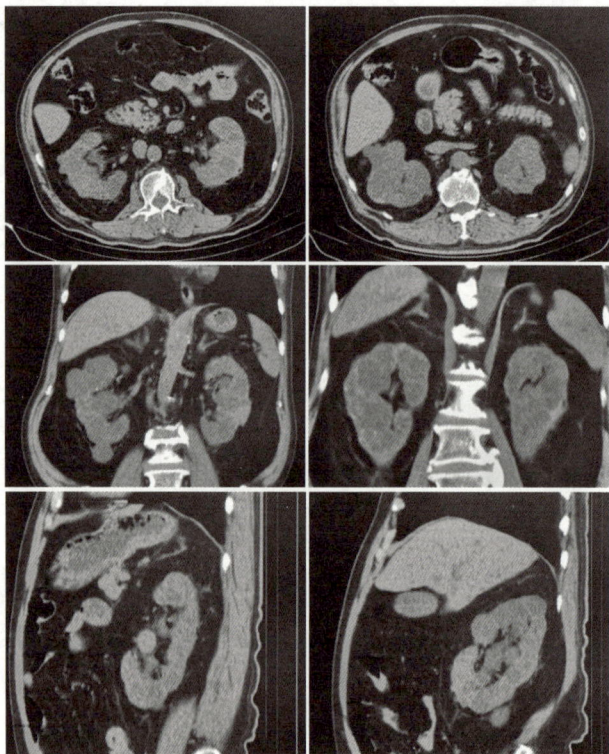

图8-13　多囊肾（CT平扫+三维重建）

5 生殖系统病变

如育龄妇女腹痛甚至出现休克症状时，应考虑有宫外孕的可能，需要做超声检查和腹部 CT 检查。附件肿瘤需要做 CT 平扫加增强，以及核磁检查。

? 002

暴饮暴食后剧烈腹痛，需要做什么影像学检查？

每逢过节，自然免不了家人聚会、朋友聚餐，饭桌上好酒好菜，觥筹交错，不知不觉中就喝高了、吃撑了。饱餐、酒后突然中上腹剧烈腹痛、全身出汗，可能是得了急性胰腺炎。胰腺炎是发生在胰腺组织的炎症性疾病，一般跟高脂肪高热量饮食、酗酒、胆道结石等有关。为了帮助诊断，需要做以下影像学检查。

❶ CT 检查（图 8-14）：通过腹部 CT 检查能明确诊断胰腺炎，评估慢性胰腺炎的分级。如果是不典型的胰腺炎，需要结合实验室检查，如血清淀粉酶和尿淀粉酶的检查。

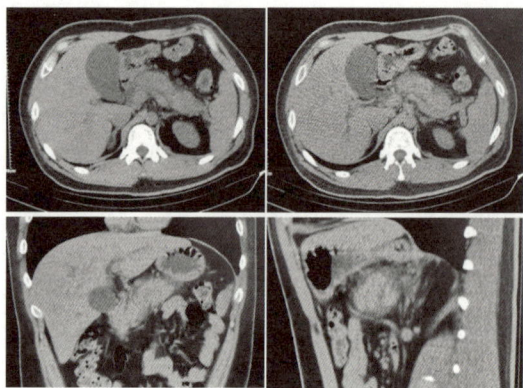

图 8-14 胰腺炎（CT 平扫 + 三维重建）

❷ **超声内镜**：是一种非侵入性检查，利用内窥镜经口进入胃，能近距离看到胰腺和其周围组织结构，为诊断慢性胰腺炎提供重要依据。

❸ **核磁检查**（图 8-15）：通过核磁能及早发现胆囊、胰管及胰腺等异常情况。检查前需禁食 4 小时，检查前一星期不能做胃肠钡餐检查；检查前去除携带的所有金属物品，若体内有金属避孕环或心脏起搏器，或做过心脏人工金属瓣膜置换术，应提前告诉医生，以防止检查过程中受到伤害。

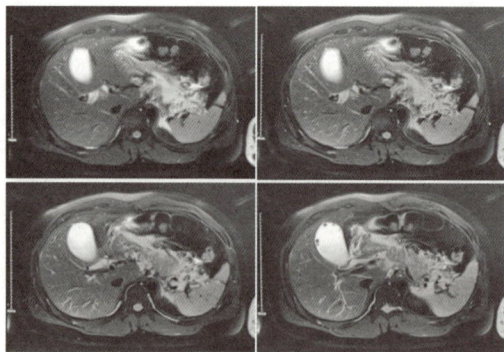

图 8-15 胰腺炎（核磁）

④ 经内镜逆行性胰胆管造影术：能发现囊状扩张或不规则扩张、狭窄或阻塞的胰管；也可发现胰腺分裂症和胆道系统疾病。由于此检查属于有创检查，一般不单独用作检查手段。对造影剂过敏者应提前告诉医生，不能有所隐瞒，以免检查过程中发生过敏性休克。

❓003

揭秘腹痛背后的秘密：常见消化系统疾病有什么影像学特征？

腹痛是一种常见的症状，多种消化系统疾病均可引起腹痛。医学影像学检查在揭示腹痛病因中扮演着重要角色。下面介绍各种消化系统疾病的影像学检查及其特征。

1 急性阑尾炎

首选全腹部 CT 检查加三维重建，在 CT 影像上通常表现为阑尾增粗，直径大于 6mm，周围可以存在脂肪条纹，有时可见阑尾结石。

2 急性胆囊炎

超声检查是首选，可显示胆囊壁增厚、胆囊增大以及可能的胆石症。CT 检查可以进一步评估胆囊炎的严重程度，观察是否有胆囊周围积液或脓肿形成（图 8-16）。MRCP 在显示胆囊炎（图 8-17）、胆囊结石、肝内外胆管、胰管方面均有一定优势。

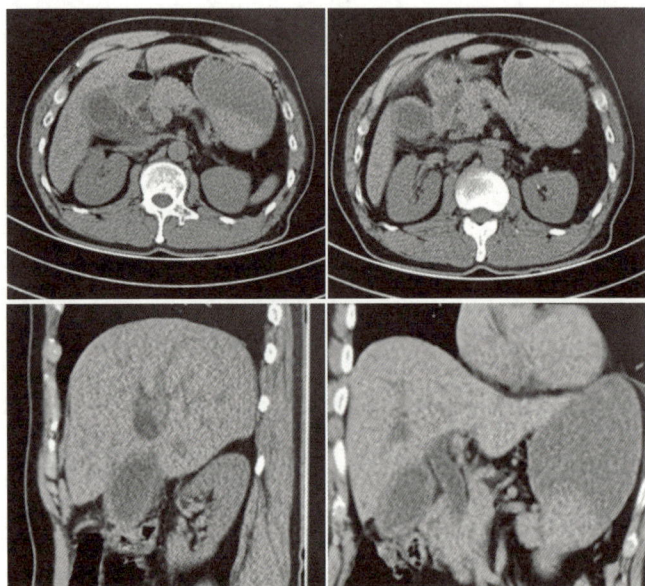

图 8-16　胆囊炎（CT 平扫 + 三维重建）

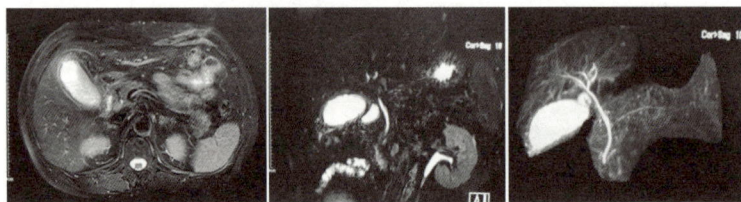

图 8-17　胆囊炎（MRCP）

3 急性胰腺炎

CT、核磁检查均可以显示胰腺肿胀、胰周脂肪间隙模糊、肾周筋膜的增厚以及可能的胰腺坏死区域。胰腺炎可能伴随有胰腺周围液体积聚。

4 肠梗阻

X线平片可显示肠管积气、积液，可见气液平面，提示梗阻的存在（图8-18）。CT检查能够更清晰地显示肠梗阻的位置和原因，如肿瘤、粘连或疝气等。

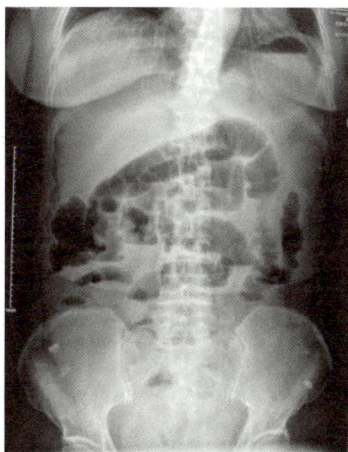

图8-18 肠梗阻（X线）

5 消化性溃疡

X线钡餐检查可以显示胃溃疡或十二指肠球溃疡的位置、大小等，即造影剂填充的溃疡凹陷区域。

6 炎症性肠病

如克罗恩病和溃疡性结肠炎，CT检查显示肠壁增厚、肠腔狭窄，可能伴有"脂肪晕征"，即肠壁与黏膜之间的环形低密度影。

7 肠套叠

CT检查可见"靶征"，反映了套叠的各层肠壁、肠腔及肠系膜间的关系，常见于儿童。

8 肠系膜脂膜炎

CT 检查可见肠系膜密度增高，形成"脂肪环征"，提示肠系膜血管周围无受累。

影像学检查方法的选择依赖于临床症状和怀疑的疾病类型。超声因其无创、无辐射的优点，常作为初步检查手段。CT 检查则因其高分辨率和多平面成像能力，在评估病变范围和深度、发现并发症等方面具有独特优势。核磁能够得到更清晰的软组织分辨。每种影像学检查都有其独特的价值和局限性，临床医生应根据具体情况选择最合适的检查方法或选取多种检查方法。

❓ 004

腹痛的"透视眼"：腹痛时做 X 线、超声、CT、核磁都能诊断出什么？

腹痛的诊断往往需要借助影像学检查来明确病变的位置和性质。X 线、超声、CT 和核磁都是常用的影像学检查手段，在腹痛的诊断中各有优势。

❶ X 线检查：是急腹症的首选检查方法，能够快速发现肠梗阻、胃肠道穿孔（图 8-19）、胆结石、泌尿系结石等病变。优点是简便快捷，成本较低，但提供的信息相对有限，对软组织病变的诊断能力较弱。

❷ 超声检查：是一种无创、无辐射、可实时动态观察的检查手段，特别适用于肝、胆、胰、脾等腹部实质性脏器的检查。同时对胆囊结石、胆道疾病、泌尿系结石等管道系统也有较高的诊断价值。超声检查还可以评估血流情况，对炎症、肿瘤的诊断也有帮助。但超声易受肠道气体干扰，对肠道疾病的诊断具有一定的局限性。

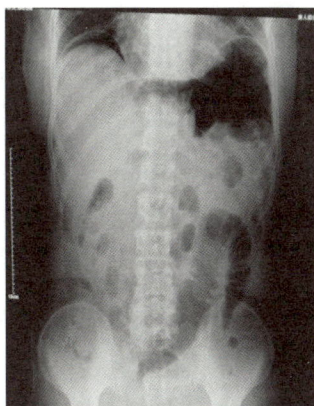

图 8-19 胃肠道穿孔（X 线）

❸ CT 检查：可以提供较高的分辨率和详细的横断面图像，对于急性阑尾炎、肠梗阻、急性胰腺炎、腹部肿瘤等病变均具有较重要的诊断价值。CT 能够清晰显示病变的位置、大小和形态，对于需要手术治疗的病变尤显重要。增强 CT 能够提供更多关于病变血供情况的信息。同时三维 CT 可以对感兴趣区域进行三维重建，并可以做出三维立体图像。

❹ 核磁检查：核磁检查在软组织对比度上优于 CT，尤其在实质性脏器病变的诊断方面具有一定的优势，对于胃肠道肿瘤的分期、胰胆管系统的病变等有独特的优势。核磁检查对于肝脏病变的诊断也很重要，尤其是对于肝硬化、肝脏肿瘤的评估。此外，核磁检查没有辐射风险，适合儿童和需要多次复查的患者。但核磁检查时间较长，成本较高，且对于存在金属植入物或幽闭恐惧症的患者不适用。

在腹痛的诊断中，选择哪种影像学检查方法通常取决于患者的具体情况和临床医生的判断。例如，对于疑似胆道疾病的患者，超声通常是首选；而对于需要详细评估病变深度和范围的急性胰腺炎患者，则可能需要 CT 检查。在某些情况下，可能需要结合多种影像学检查来综合判断。

总之，X 线、超声、CT 和核磁检查各有优势和局限性，在腹痛的诊断中互为补充。临床医生会根据患者的病史、体检结果和具体的临床情况，选择最合适的影像学检查方法，以期达到最佳的诊断效果。

❓005

腹痛想来医院做影像学检查时，需要提前准备什么？

如果因腹痛要来医院进行相关影像学检查，检查前应注意以下几点。

❶ 禁食和禁水：进行某些腹部影像学检查，如腹部 CT、核磁或超声检查前，通常需要禁食和禁水一段时间，以确保胃肠道处于空置状态，便于医生观察腹部器官的情况。禁食和禁水的具体时间根据检查类型的不同而有所差异，应严格遵循医生的指示。

❷ 排空大便：对需要进行腹部超声检查的患者，排空大便可减少肠道内气体和粪便对超声波的干扰，提高检查的准确性。医生可能会要求患者在检查前进行排便，或者在必要时使用缓泻剂帮助排便。

❸ 避免剧烈运动：检查前应避免剧烈运动，以免胃肠道蠕动加快，影响检查结果。适当的休息和放松有助于减轻腹痛症状，提高检查的准确性。

❹ 穿着合适的衣物：在进行腹部影像学检查时，应穿着便于检查的衣物，避免穿着带有金属饰品的衣物，以免影响检查结果。

❺ 遵循医生的指示：在检查过程中应遵循医生的指示，如屏住呼吸、保持姿势不变等，以确保检查的准确性。如在检查过程中感到不适或疼痛加重，应及时告知医生。

❻ 告知医生病史和用药情况：在检查前，应告知医生自己的病史、过敏史以及当前用药情况，以便医生根据患者的具体情况制定合适的检查方案。

❼ 放松心情：在进行检查时，保持放松的心情有助于缓解紧张情绪，提高检查的准确性。也可以采用深呼吸、闭眼冥想等方法来放松心情。

腹痛做影像学检查时需要注意以上几点，以确保检查的准确性和患者的安全。同时，在检查过程中应积极配合医生的工作，及时告知医生自己的感受和症状，以便医生能够及时做出诊断和治疗。

第九章

会阴痛的影像学检查

会阴痛在什么情况下可能需要影像学检查来

　辅助诊断?

会阴痛常用的影像学检查方法有哪些?

慢性盆腔疼痛选择什么影像学检查?

外伤后会阴部疼痛需要做什么影像学检查?

排尿困难或尿痛需要做什么影像学检查?

......

❓001

会阴痛在什么情况下可能需要影像学检查来辅助诊断？

　　会阴区是位于耻骨联合和尾骨之间的盆膈下方的菱形区域，盆膈由肛提肌和尾骨肌组成，包括尿道口、肛门周围及男性的阴囊、阴茎，女性的阴唇阴道。这个部位的疼痛很复杂，它可以由多种原因引起：感染、手术史、肿瘤、创伤、结构异常等。会阴急症（炎症、感染、创伤）需要及时进行影像学检查。如果会阴痛持续不减或反复发作，并伴随其他症状，如尿频、尿急、尿痛、排便困难等功能异常，甚至影响到日常生活和工作，则需要影像学检查进行辅助诊断。

❓002

会阴痛常用的影像学检查方法有哪些？

　　会阴痛可以进行以下影像学检查，以确定具体原因并接受适当治疗。

　　❶ 超声检查：是常用的检查方法，能够清晰地显示会阴

区域的解剖结构，了解是否有肿块、囊肿、积液等异常情况。在二维超声下对生殖道裂孔前后径及三维超声下对肛提肌裂孔面积、前后径、横径、阴道旁间隙面积、肛提肌面积和厚度等指标进行精准监测。子宫或附件压痛或怀疑盆腔肿块的患者，经阴道超声检查和腹腔镜检查可以进一步评估慢性盆腔疼痛的妇科因素。腹腔镜检查是子宫内膜异位症诊断的金标准，但其缺点为有创操作且费用高。超声检查还可用于引导某些微创治疗，如神经阻滞。

❷X 线检查：虽然 X 线检查对于软组织结构的显示效果不如超声和核磁，但在评估骨骼结构和骨盆形状时仍然有其价值，是外伤患者的首选检查方法（图 9-1）。

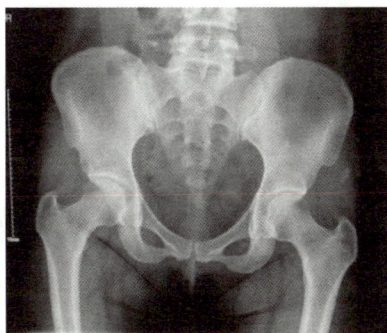

图 9-1　骨盆正位（X 线）

❸ 造影检查：包括盆腔造影、小肠或乙状结肠造影等，其目的是为了帮助判断是否有小肠或乙状结肠的疝入。这种检查方法可以提供更详细的肠道情况，有助于诊断与肠道相关的会阴疼痛。此外透视下逆行尿道造影可评估尿道是否损伤。

❹CT 检查：可以获得更全面的盆腔区域图像（图 9-2），特别是对于骨性结构显示更为准确；可帮助了解盆底筋膜之间

是否有异常的软组织影。软组织炎症可能导致会阴区域的肿胀或增厚，如外阴脓肿表现为不规则的环形强化的液性积聚，可含有气体，CT 对于诊断和描述外阴脓肿的范围非常重要并能评估可能的并发症，如坏死性筋膜炎或感染是否扩展至周围结构及邻近骨质是否存在骨质破坏。但在评估软组织方面，其效果可能不如核磁。

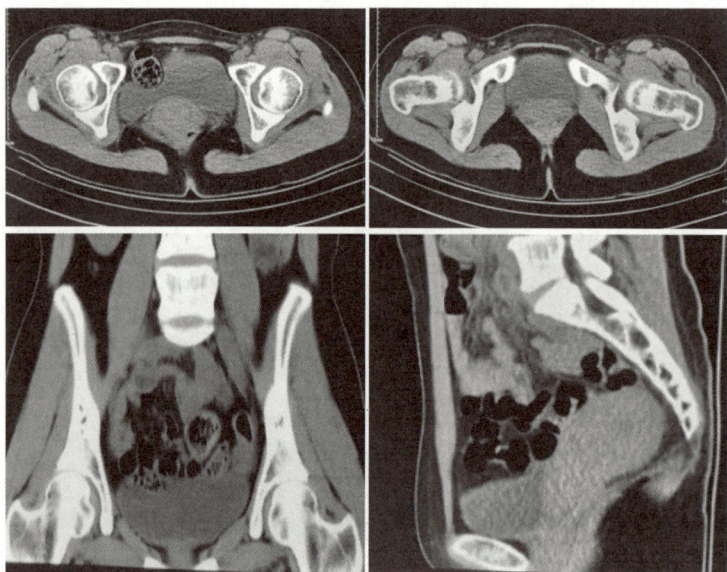

图 9-2　盆腔（CT 平扫）

⑤ **核磁检查**（图 9-3、图 9-4）：盆腔核磁能够提供高分辨率的软组织影像，能清晰显示子宫、前列腺、精囊腺的情况，判断是否存在畸形或占位性病变及其累及范围；对于会阴区的肌肉、韧带、神经等结构有很好的显示效果，对于会阴疝等疾病的诊断非常有帮助。

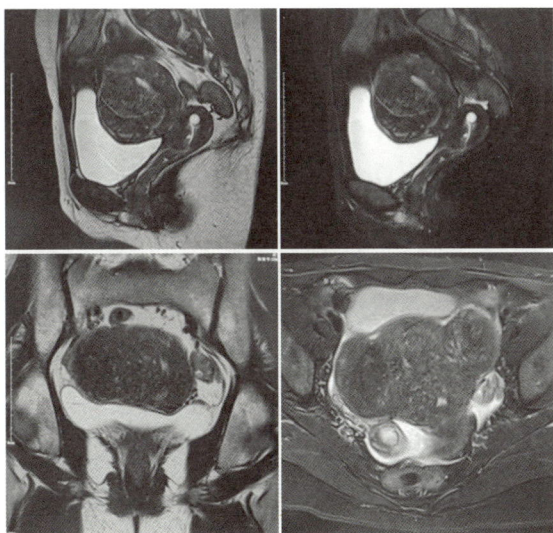

图 9-3 子宫肌瘤（核磁）

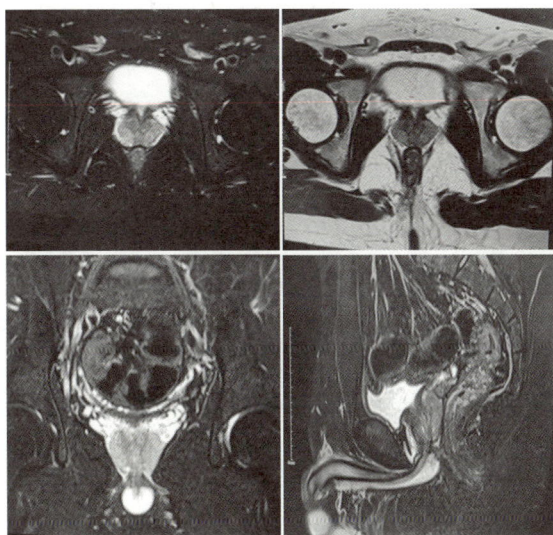

图 9-4 前列腺（核磁）

? 003

慢性盆腔疼痛选择什么影像学检查?

经阴道超声和核磁检查是慢性盆腔疼痛辅助诊断的有效手段,特别是对于子宫附件区包块及子宫内膜异位症等妇科因素。经阴道超声和核磁检查对诊断卵巢子宫内膜异位症具有很高的灵敏度和特异性,还可以识别深层浸润性子宫内膜异位症,核磁对子宫腺肌病的诊断灵敏度高于经阴道超声,特异性也更高。怀疑慢性盆腔炎者可以借助子宫内膜活检和经阴道超声检查进一步评估。

CT 和核磁检查对会阴区域的占位性病变能较好地显示,根据特征性的影像学表现可以对其进行定位、定性诊断,重要的是可以评估肿瘤累及的范围及有无转移。

? 004

外伤后会阴部疼痛需要做什么影像学检查?

外伤后导致的会阴部疼痛可能涉及多种损伤,影像学检查是确诊和治疗的关键步骤,可能包括这些检查。

❶X 线检查：如果怀疑有骨折或骨损伤，X 线检查是首选的初步检查方法。它能够显示骨骼的结构，发现可能的骨折、骨裂或其他骨骼问题（图 9-5）。

❷CT 检查：可以对骨骼和软组织做更详细的损

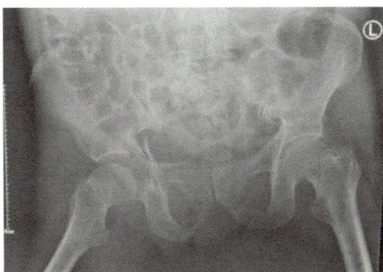

图 9-5　右侧髂骨、坐骨、耻骨骨折（X 线）

伤评估，可以判断是否存在骨盆骨折以及软组织内的血肿（图 9-6）。骨盆骨折可能造成血管结构的创伤（活动性外渗、夹层、假性动脉瘤或动静脉瘘）。

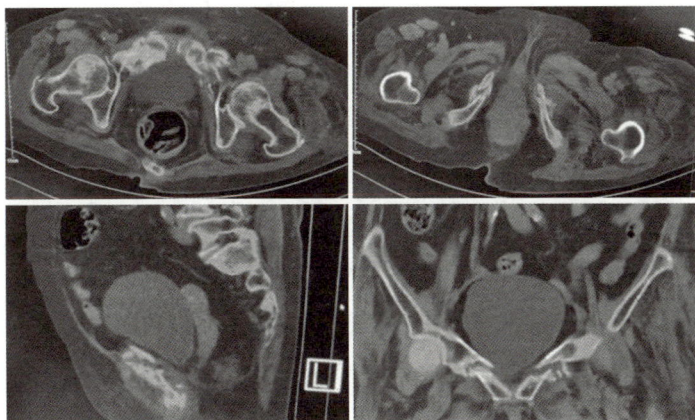

图 9-6　双侧耻骨、坐骨骨折（CT）

❸核磁检查：可以更深入地了解软组织损伤，如肌肉、韧带或其他非骨骼结构的损伤。核磁能够提供关于软组织异常的详细信息，有助于识别神经损伤、肌肉撕裂或深层次的血肿。

④ 超声检查：可用于检测会阴部的某些软组织损伤，如血管损伤或血肿。对于阴囊、阴茎的损伤，超声是首选影像学评估方法。

⑤ 彩色超声多普勒检查：可以评估血流情况，对于识别血管损伤或血栓特别有优势。

? 005

排尿困难或尿痛需要做什么影像学检查？

排尿困难或尿痛可能是尿路感染、结石、前列腺炎、膀胱肿瘤、异物等原因引起，这种疼痛可能会影响患者的日常生活和性功能。建议进行以下几种影像学检查。

❶ 超声检查：检查双肾、膀胱、尿道和前列腺是否有结石、肿瘤等。超声是目前最常用、最有效的前列腺影像学检查方法，能显示前列腺的大小、形态和解剖结构，检查前列腺是否有肿大、占位、结石或钙化等情况，这些情况可能与前列腺炎有关。此外，还可以通过超声引导下经会阴或直肠前列腺穿刺活检来进行病理学检查。

❷ CT检查：对泌尿系统的结构显示更详细，对于输尿管内结石显示更清晰，有助于发现可能的炎症、结石（图 9-7）、肿瘤（图 9-8）或其他异常情况，尤其是结合三维 CT。

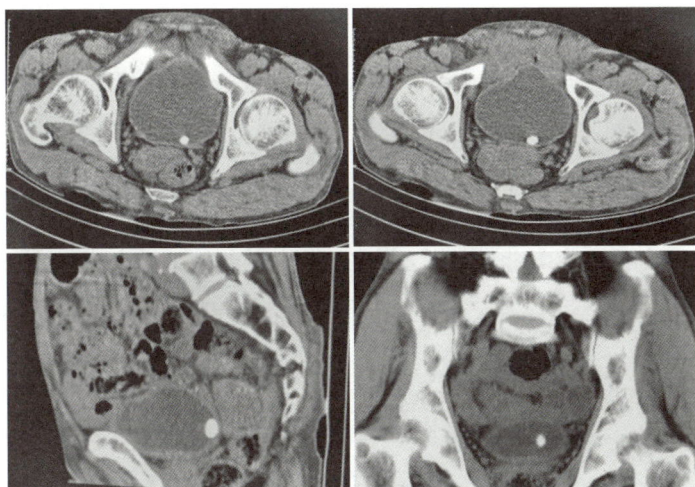

图 9-7　膀胱结石（CT）

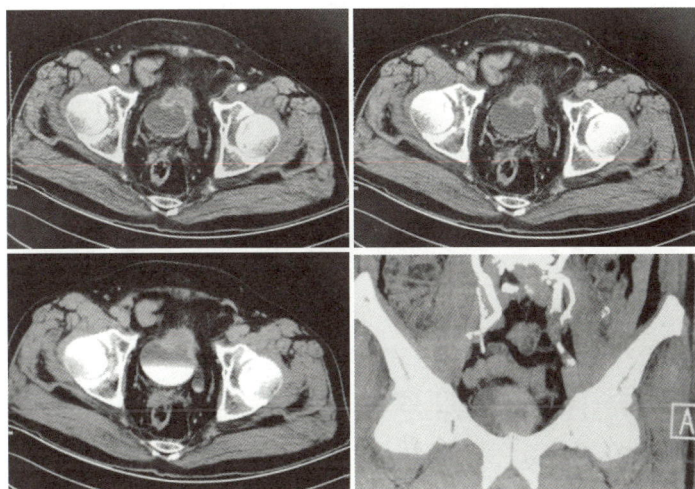

图 9-8　膀胱占位（CT）

❸ 核磁检查：核磁能够比 CT 提供更清晰的软组织图像，对于检测前列腺炎症、脓肿或肿瘤等病变非常有优势。特别是

前列腺炎或精囊炎症（图9-9），核磁可以提供更详细的信息。

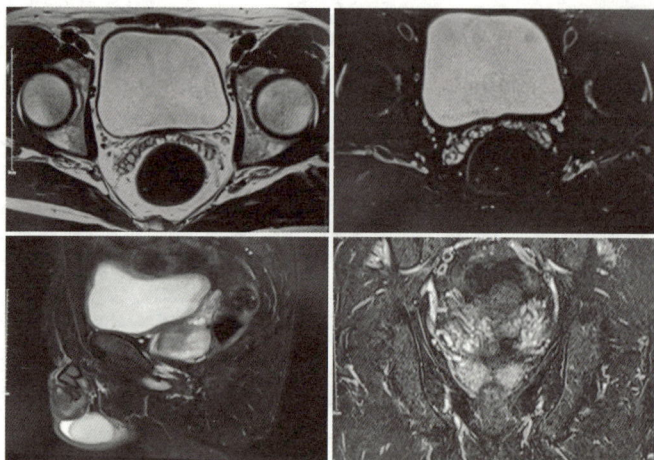

图 9-9　精囊腺（核磁）

❹ X线检查：在某些情况下，医生可能会使用X线来检查泌尿系统的结石，或结石经过治疗后观察泌尿系内置管是否在位。

❓006

肛门周围皮肤红肿、瘙痒、疼痛，有时可触及肿块，需要做什么影像学检查？

肛周皮肤红肿、瘙痒、疼痛，同时可能伴有其他感染症状可能是肛周湿疹、内痔、炎性外痔、肛周脓肿、肛瘘等原因引起，可以做以下影像学检查。

❶ 超声检查：无创、便捷、费用低且重复性好，是常用的辅助检查手段，可以显示病变的部位、范围以及瘘管的走向，判断肛瘘内口的位置。

❷ CT 检查：可以快速识别需要紧急手术的病变，是急诊评估怀疑有肛周感染首选有效的影像学检查方式，可描述疾病的位置和范围。三维重建技术可以进一步提高诊断的准确性。

❸ 核磁检查（图 9-10）：软组织分辨率高，可描绘瘘管的最佳成像，可显示 CT 不能检测出的细微瘘管。临床怀疑是肛瘘高位时应行核磁检查，对于深部脓肿和复杂性肛瘘有其优势。增强检查对于病变的显示更清晰，还可以确定相关的并发症。

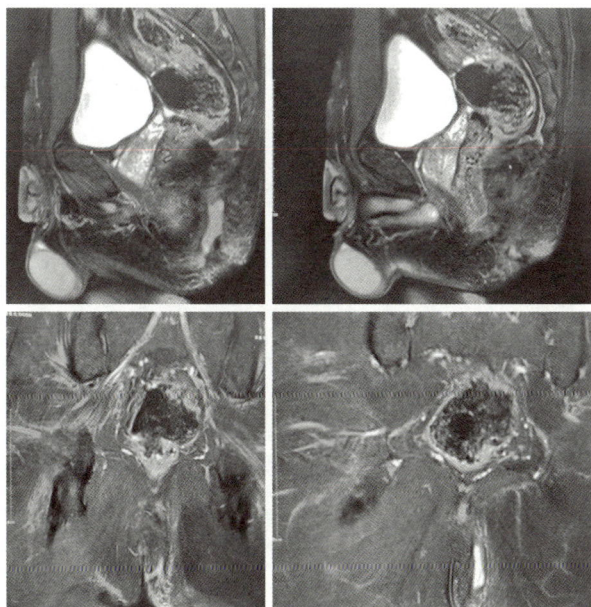

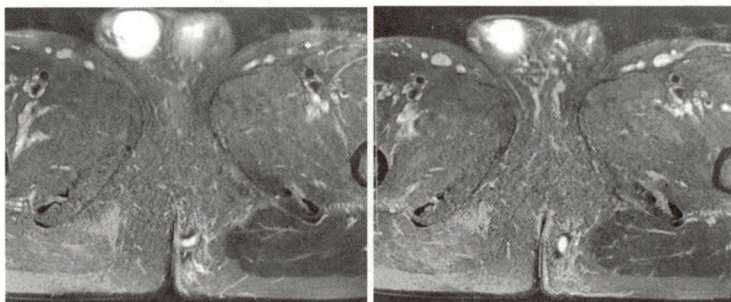

图 9-10　肛瘘（核磁）

第十章

医学影像学检查的常见误区

踝关节外伤后，到医院既拍踝关节又拍足部 X 线片，一定是多开检查了

老年人大便带血做全消化道钡餐造影检查就够了，不需要再做别的检查

拍 X 线片时，人体左右两侧都要拍摄，这样看得更清楚

站着拍和躺着拍都一样，只要把需要拍的部位都包进去就可以了

由于影像学检查有射线，婴幼儿不能进行影像学检查

……

第一节　X线检查的常见误区

? 001

踝关节外伤后，到医院既拍踝关节又拍足部 X 线片，一定是多开检查了

　　有患者咨询："踝关节扭伤后，到医院看病，医生给开了踝关节和足部 X 线片，是不是多开检查单了？" 当然不是，踝关节扭伤的患者除了踝关节容易出现骨折和损伤以外，最常见的还有足部第五跖骨基底部容易出现骨折，如果只开踝关节的检查单子，第五跖骨基底部不一定能拍到，容易漏诊。在解剖学上踝关节与足处于相互垂直的状态，踝关节的拍片方法与足大相径庭。如果只拍足部 X 线片又很难显示踝关节的病变，容易漏诊，引起医患纠纷。

? 002

老年人大便带血做全消化道钡餐造影检查就够了，不需要再做别的检查

　　全消化道造影检查是检查胃肠疾病的一种常用检查方法，

是指把食道、胃、小肠、结肠直至直肠进行钡餐造影检查，对诊断病情以及治疗有很大的帮助。根据经验，老年人大便带血的病变部位多在结肠，全消化道钡餐造影的弱点恰恰就位于结肠，因为全消化道钡餐检查时间较长，硫酸钡对结肠各段的充盈很慢，显示较差，加之结肠内有较多粪便干扰，常常会给诊断带来困难，极易漏诊。建议老年人大便带血应选择结肠镜或钡灌肠检查。

?003

拍 X 线片时，人体左右两侧都要拍摄，这样看得更清楚

X 线检查并不像我们日常生活中使用的照相机拍照，只能拍摄表面的东西，X 线具有穿透功能，能呈现所拍摄物内部的结构性内容。拍摄四肢骨及脊椎的侧位时仅需拍摄一边侧位即可；但胸部需要选择拍摄左侧位或右侧位，一般怀疑病变位于哪侧时就拍哪侧，怀疑病变那侧就得贴片，目的就是使病变侧能更清晰地显示在 X 线胶片上，便于影像诊断分析。并不是人体所有解剖结构都是非左即右的侧位片，手、足两个部位就是例外，往往需要拍斜位片，而不是侧位，侧位片手指或脚趾都重叠在一起，无法定位。甚至有些部位会根据临床需要拍摄切线位。拍片位置的选择十分重要，医生会根据临床需求进行选择。

?004

站着拍和躺着拍都一样，只要把需要拍的部位都包进去就可以了

X线片站着拍和躺着拍呈现出来的图像效果是有一定区别的。一般来说，站着拍是更常见的选择。以胸部照片为例，站着拍摄时心影在重力的作用下显影更自然，在大口吸气时可以使肺部扩张，前胸靠片可减少心脏边缘的模糊，同时减低心脏的放大率，且可增大投照距离，使两侧肩胛骨投影在肺野之外，减少胸部的放大率。在诊断胸部疾病的同时，还可用于排除气胸。而躺着拍X线片时，心影、双膈肌会上抬，心影往往呈横位，同时气胸基本也都会漏掉。腹部站着拍X线片可以在重力作用下用于消化道疾病的诊断，如肠梗阻、消化道穿孔等；而躺着拍X线片往往用于泌尿系结石的诊断。因此，根据患者情况及疾病诊断的需求选择合适的拍摄体位，对疾病的诊断具有更好的效果。

?005

由于影像学检查有射线，婴幼儿不能进行影像学检查

　　除了孕妇，对于孩子能否进行医学影像学检查，很多家长也存在一定的顾虑，总觉得医学影像学检查有辐射，会影响孩子的生长发育。有顾虑很正常，在健康与疾病面前，更应具备尊重科学、遵循医道的精神。婴幼儿有一些疾病必须进行影像学检查，如小儿支气管异物，X 线片是检查该病的唯一方法。如果不做，医生就不知道患儿支气管异物的具体位置，无法从根本上解决问题。而对于疑难疾病，临床医生更是建议进行 CT 检查，比如先天性心脏病，如果是大血管畸形，只有通过 CT 血管造影检查才能发现。当然，在给儿童做检查时，也会对其做低剂量的辐射及围挡防护处理，保护其敏感部位。

?006

拍 X 线片时随身物品只要不是金属物品就不碍事，没有必要去除

　　随着人们对医疗常识认知的加深，很多患者都知道金属

及高密度物品会影响 X 线的穿透性，如金属纽扣、拉链、文胸、耳环、项链、发卡、玉佩等，患者一般都会在医生的提醒下一一去除。但类似护膝、腰围、膏药及衣服上的图案等虽不是金属，也会影响 X 线的穿透，从而影响 X 线诊断结果的准确性。尤其是一些衣服牌子的标志是一朵花，如果这个花的标志在胸片上显影，重叠在肺的影像上，很容易误诊为肿瘤，花朵很容易被误诊为肺内的占位病变，而花瓣则会被认为是肿块的分叶（肿块的恶性征象之一），从而误诊为肺癌。建议患者到放射科拍片子时穿浅色素衣，且不要有暗标。

❓007

有些患者比较着急，就在检查室里等候

很多患者一到放射科就想立刻接受检查，不管前后是否有急危、重症患者，都要在检查室内等候。殊不知 X 射线伤人于无形，看不到、摸不着，特别是散射线对人体具有穿透作用和电离效应，可使人体发生生物学方面的改变。空气中放射性粉尘的存在，也会对人体产生损害，尤其对儿童的伤害更大。当患者来放射科接受检查时，一定要遵从放射科工作人员的安排，在检查室外的椅子上等候，尽量不要带不做检查的儿童来放射科"陪检"。不让患者在检查室内等，并不是医生故意"赶"患者，而是为了患者的安全，所以请患者积极配合。

? 008

骨折患者认为，拍 X 线片只要能看到骨折就行，体位不重要

骨折患者在做 X 线检查时，放射科工作人员会给摆出各种拍片体位，有些患者因为惧怕疼痛不予配合，认为只要能看清有无骨折就行了。其实不然，放射科工作人员在摆各种体位时，目的不仅仅只是看有无骨折，更主要的是要看骨折端的对位、对线情况，以及是否有嵌顿、青枝骨折和螺旋骨折等，不同体位拍照对骨折情况会观察得更清楚，以便骨科医生为骨折制定更合理的处理方案，而不至于愈后产生畸形及后遗症。因此，建议拍片时尽可能配合放射科工作人员的安排，摆好拍片体位。

? 009

在不知道已经怀孕的情况下做了 X 线检查，胎儿容易畸变或诱发癌变，最好就不要了

在妊娠期间不小心接受了 X 线检查，也不必过于担心，

常规单次的 X 线检查剂量还达不到胎儿死亡或者畸形的阈值 100mSv。孕前期（相当于受孕 0~9 天）接受高剂量的 X 线检查，是一个"全"或"无"的境况：要么胚胎被杀死导致出现流产，要么胎儿存活，此阶段并不会引起畸形或诱发癌变。

? 010

已经怀孕了，即使疾病需要做 X 线检查也不做，担心胎儿会有风险

妊娠期妇女应尽量避免做 X 线检查。如果怀孕期不小心接触到 X 射线，或者因为疾病原因确实需要做 X 线检查且没有更佳替代时，也不需要因此过度担心会造成胎儿危险而拒绝检查。单次诊断性的 X 线诊断检查不会对胎儿造成影响，不必担心。

? 011

备孕期间不能做 X 线检查

正常情况下单次常规 X 线检查的辐射剂量都在安全范围之内，还达不到诱发畸形的阈值。所以对于正在备孕的男性或

女性，必须做 X 线检查时，要告知医生，医生会做好相应的防护屏蔽措施，降低风险。考虑尽可能地做到优生优育以及心理方面的安慰，备孕期间做 X 线检查可以按以下周期作为参考依据。

❶ **女性**：一般女性每月排一个卵子，左右卵巢轮流排卵。人体自身有修复功能，即使发生随机性损伤，3 个月后排出的卵泡也是经过重新代谢修复的卵泡。如果担心辐射的影响，一般建议在做完 X 线检查 3~6 个月后进行备孕、怀孕。

❷ **男性**：目前多数医学证据认为，备孕期对睾丸照射不会增加胎儿畸形或儿童患癌的风险。精子的产生周期大约是 75~90 天，但是精子的发生和成熟是个连续的过程，每天都有新的精子产生，所以一般精子的数量非常庞大，而受到辐射影响的精子活性及质量下降，在早期就会被淘汰，根本没机会受精。如果担心辐射对受精概率的影响，建议备孕前 3 个月内尽量避免 X 线检查。

? 012

哺乳期不能做 X 线检查，X 线会在乳汁中积累或留存，影响宝宝健康成长

在 X 线检查过程中，仅在图像被摄取时对细胞产生电离辐射的危害，其实并不会在乳汁中积累或者存留，既不会使乳汁出现异常影响到宝宝，也不会使乳汁的分泌减少。所以哺乳

期可以做 X 线检查，也不需要中断母乳喂养。

第二节　CT 检查的常见误区

?001

鼻骨骨折做常规横断位 CT 扫描就够了

鼻骨骨折很常见，但由于鼻骨的特殊解剖部位，因此对 X 线投照的要求较高，且常难满足临床需要。如需做司法判断，均要求做鼻骨 CT 扫描，常规扫描采用鼻骨横断位 CT 扫描，这种扫描方法因扫描断面与鼻骨长轴不一致，很容易漏诊鼻骨骨折，造成误判。正确的做法是在做横断面扫描基础上做三维重建，建出矢状位和冠状位，这样做对发现鼻骨的细小线性骨折很有帮助，可以弥补横断位的不足。

?002

已经做过头颅 CT 平扫了，不需要再单独做垂体检查了

导致女性闭经泌乳的常见原因是垂体微腺瘤。微腺瘤的直径一般小于 1cm，这样小的垂体肿瘤在常规头颅横断 CT 扫描时是很难发现的，而且垂体位于垂体窝内，垂体窝骨性结构容易出现伪影，观察不佳。在没有核磁的情况下，建议做垂体冠状薄层增强 CT 扫描；如果有核磁，建议做垂体核磁薄层增强扫描。

?003

做 CT 检查，不屏气或屏气没做好，做检查也没关系

做胸部或腹部 CT 时，检查医生总会嘱咐患者屏气配合，有的患者屏气没做好或不屏气，医生也没有说不行，也就觉得没有关系。其实不要忽略这些屏气、吸气指令，它关系到拍摄检查的影像质量。例如，在做胸部检查时，吸气的目的是为了让肺被气体充盈以形成良好的对比，屏气是为了避免呼吸移动

产生移动模糊伪影，影响影像质量。而 CT、核磁检查胸、腹部时屏气是为了在减少移动模糊伪影的同时避免无规律呼吸造成扫描层面的改变，以至于遗漏病灶。为了减少呼吸错层伪影，使图像显示更清楚，得到一个精准的检查结果，有时还需重新扫描，反复、重复扫描则会使患者所接受的射线剂量增加。因此，希望患者能理解并配合医生的相关检查指令，以减少不必要的辐射。

❓ 004

甲状腺对射线敏感，所以甲状腺疾病患者不能做 CT 检查

甲状腺疾病患者可以做 CT 检查，通过该项检查能够判断甲状腺是否存在疾病，同时可以结合彩超、甲状腺功能检查等明确具体的病因，但不建议频繁做 CT 检查，以免对身体造成不良影响。

CT 检查是用 X 线束对人体某部位一定厚度的层面进行扫描，由探测器接收透过该层面的 X 线转变为可见光后，由光电转换变为电信号，再经模拟 / 数字转换器转为数字，输入计算机处理。如果机体存在甲状腺方面的不适症状，通过 CT 检查可以更好地了解是否存在异常。如患有甲状腺结节，可以通过 CT 检查观察结节的体积、大小以及形态，也能够准确判断周边的淋巴结是否存在转移的病灶，帮患者明确结节的性质以

及供血情况，根据检查的结果判断结节是否存在恶性病变的可能，所以甲状腺疾病患者可以做 CT 检查。但由于甲状腺对 X 射线敏感且 CT 检查属于放射性检查，因此不建议频繁做。如果接受过多的放射线，发生甲状腺癌的概率会明显升高，建议在医生的指导下选择合适的检查方法，从而明确对疾病的诊断。

❓005

CT 检查能不做就不做，太伤身体

在影像学上，属于 X 线的常见检查有 X 线透视、X 线平片、X 线造影检查、CT 等。所谓的 CT 检查"伤身"，主要指的是相对高剂量 X 线的生物效应。X 线是一种高能量粒子，在穿透人体时会破坏人体的细胞和代谢功能，如果剂量不大，只会产生短期效应，人体能够很快自行修复，危害相对不大；如果 X 线剂量较大，就容易损伤基因，可能导致各种有害生物效应发生，而且随着辐射剂量的增加，会增加生物效应发生的概率。生物效应不仅仅包括致癌效应，还包括造血、生殖、遗传、激素调节等方面的效应。我们所熟知的居里夫人就是死于长期、大量地接触放射性物质所导致的白血病。

人体各组织和器官对辐射有不同的敏感度。例如，生殖腺、乳腺、红骨髓、肺的敏感度较高，尤其生殖腺是最易受辐射影响的组织。有大样本的流行病学调查显示，在相同剂量的照射下，发生遗传方面的疾病危险性要高于诱发癌症的危险性。

不同的人群对辐射也有不同的敏感度。儿童、育龄妇女（尤其是孕妇）较正常人群敏感度更高。据调查发现，儿童对X线的敏感性比成人高10倍，即使低剂量的辐射也会对儿童造成伤害，女孩尤甚。因此这部分人群更需要严格进行放射防护，尽量避免严重生物效应的发生。

此外，某些CT检查需要用CT对比剂进行增强扫描检查。对比剂具有一定的副作用，而且可能发生过敏等不良反应（发生率约为0.7%），甲状腺功能亢进、肝肾功能差或过敏体质的受检者做增强扫描有一定的风险，如诱发甲亢危象、肝肾功能不全等，甚至发生过敏性休克危及生命。

所以，"CT检查太伤身体"是片面的结论，这种以偏概全的观点容易让患者、某些临床医生陷入误区。

?006

肺结节复查最好做低剂量CT，这样辐射更小、更安全

低剂量CT一般用于肺部疾病的筛查，降低辐射剂量可以发现早期肺癌，但低剂量CT某种程度上也降低了图像的清晰度，无法完全看清结节的细微特征。如果既往已经被诊断患

有肺结节，建议复查时最好选择正常剂量肺 CT 扫描和三维重建，有利于医生观察结节的形态特点，特别是肺内磨玻璃结节的边缘情况，以及与细小血管的关系，对结节良、恶性的判断也更准确。

第三节　核磁检查的常见误区

？001

急性脑外伤、中风后首选做头颅核磁检查，因为核磁费用高，肯定是最好的检查方法

　　头颅核磁检查具有很多优势，尤其是软组织分辨率较高。但脑外伤后，主要是观察颅骨有无骨折及颅内有无出血的情况，此时马上做核磁很容易将出血漏诊，因为正常的脑组织和新鲜的出血致水肿的脑组织缺乏对比，而且头颅核磁检查对颅骨的观察具有局限性，所以这时应该首选头颅 CT 检查。

　　中风包括脑出血和脑梗死。在脑梗死方面，核磁检查明显优于 CT，尤其是弥散序列（DWI）对新发脑梗死的诊断具有独特的优势；但在急性脑出血方面不如 CT，核磁有时候会漏诊，CT 对脑出血十分敏感，哪怕 1ml 的出血量，CT 都能发现，如果 CT 扫描阴性时，首先可以排除脑出血，而且发现

出血后，CT还能测量出准确的出血量，这也是为什么怀疑脑血管病的患者往往到医院既做CT又做核磁，这并不是重复检查。

❓002

核磁对身体伤害大，能不做核磁尽量不要做核磁

这个真是冤枉，虽然名字里有个"核"字，但真的跟核武器里的"核"没有一点关系。核磁没有任何辐射，只是电磁波，可以放心检查。

核磁和核辐射是两种不同的概念。核磁并没有核辐射。核磁是一种利用强磁场和射频脉冲使人体组织中的氢质子发生核磁共振，通过接收氢质子发出的射频信号，经过梯度场三个方向的定位，再经过计算机的运算，构成各方位的图像。这个过程并不涉及核辐射，也不会产生核辐射。核磁在医学领域应用广泛，属于一种安全的影像学检查方式，可用于头部、腹部、四肢、胎儿排畸等多个部位的检查，具有安全、无创、无辐射的特点，不同于X线及CT检查，所以婴幼儿、妊娠3个月以后的孕妇也可以进行核磁检查，完全不用担心会有核辐射的风险。检查的时候要尽量放松身体，不要紧张、焦虑。如果身体患有某些疾病，可以通过核磁等检查确定病因后予以积极

治疗。

核磁检查虽然没有辐射，但是检查时间相对较长，而且在检查的时候会有较大的噪音，对患者也有一定的要求。体内有金属异物、金属物品以及处于昏迷而不能配合检查的患者，一般不适合做核磁检查。

❓003

体内有假牙、支架、钢钉钢板是不能做核磁检查的

很多患者可能都会有以下疑问，比如："医生，我戴假牙做核磁要不要紧？""医生，我放了支架能不能做核磁啊？""医生，我之前骨折放了钢板，能不能做核磁？"……体内有假牙、支架、钢钉钢板是否能做核磁，需要根据具体情况来判断。

❶ 假牙：如果假牙为铁、钢等含铁磁性金属制成，不仅会在图像中形成伪影，干扰核磁图像，从而影响诊断，尤其是影响头部或者颈部的核磁图像；而且假牙可能会被吸出来，击中人体、核磁机器等，甚至被吸到患者的呼吸道，导致窒息，产生相应危险。如果为活动性假牙，一般建议做核磁前取下。如假牙为纯钛等不含铁磁性金属制成，可以正常做核磁。若为铁、钢等含铁磁性金属制成的固定性假牙，一般不可以做

核磁。

❷ 支架：是指心脏冠状动脉支架植入，能否做核磁主要看支架的材质，需要联系放支架医生确定是否可以做核磁。体内有金属植入材料会影响核磁信号，造成诊断结果的异常，同时，核磁检查产生的磁场还可能会导致金属材料发热以及移位，影响健康。因此，体内有部分金属植入物不能做核磁检查。目前心脏支架均为钛合金，此类材料均为低磁场反应材料，受核磁影响较小。同时支架在植入后，由于血管内皮化支架会和血管融为一体，即使受到一定磁场干扰也不会移位，所以患者可以放心进行核磁检查。心脏钛合金支架开展已有几十年，有很多临床经验证实，进行核磁检查对心脏支架没有影响。植入钛合金心脏支架的患者进行 3.0T 以下的核磁检查，通常不存在问题。体内有金属支架的患者在做核磁时应该谨慎，最好在医生的指导下进行。

❸ 钢钉钢板：钢钉和钢板属于金属内置物，能否做核磁主要看材质。（1）钛合金或纯钛钢钉：此类钢钉植入物能进入磁体间，进行 1.5T 较弱的核磁检查，相对较安全。钛合金或纯钛钢钉一般都是固定在骨骼韧带上的，并不是铁磁性物质，不会随磁场而移动。此类钢钉会产生图像伪影，所以要依据患者的具体情况来定。（2）不锈钢钢钉：此类钢钉具有一定的铁磁性，在核磁强大的磁场作用下可能会产生脱离松动，同时感应电流可使金属植入物发热，可能会对组织造成灼伤。而且此类植入物所引起的图像伪影较严重，如果体内有此类钢钉或钢板，通常不建议进行核磁检查。

第四节　其他影像学检查的常见误区

❓001

拍的范围越大越好

　　一位自述"脚痛"的患者来到放射科拍片，可等医生为其拍好后他却说不对。原来他所说的"脚"是医学上所说的踝关节，而对于这两个部位的拍片方法大相径庭，并不是人们所想象的可以顺带拍摄。因此，患者特别需要注意以下事项。

　　❶ 在你说不清人体医学部位时，最好的办法就是指给医生看，不要想当然，造成医生的误解。

　　❷ 在指部位时要精确，有人明明是颈椎的问题，还想照一下头才放心，更有甚者恨不得从头照到脚。这样不仅会增加 X 射线的辐射，还增加了经济负担。

　　放射科医生提醒：需要照什么部位就照什么部位，而且拍片主要是看骨骼结构，千万不要贪大求全，因为照的范围越大，患者被摄入的 X 射线就越多，对人体健康越不利。

❓002

高分辨率的图像一定能提高诊断的准确性，以后做检查要求医生做高分辨率检查

　　高分辨率的图像在大多数情况下能够提高诊断的准确性，但并非绝对。

　　❶ 定义的不确定性：高分辨率的定义并不总是统一的。不同的影像技术和设备可能具有不同的分辨率定义，或者可能存在其他影响图像质量的因素，例如噪声和伪影等。

　　❷ 过度诊断：高分辨率的图像可能会显示出细微的异常情况，但这些异常情况并不一定与患者的症状和临床表现相关。医生过度注重这些异常情况，可能会导致不必要的治疗或检查，从而增加了患者的医疗负担。

　　❸ 时间和成本：高分辨率图像可能需要更多的时间和成本来获得，这可能会增加患者和医院的负担，并可能会导致延误治疗。此外，高分辨率图像还可能会增加患者接受放射性辐射的风险，这点需要仔细考虑。

　　❹ 识别和评估异常的能力：高分辨率图像可能会显示出更多的细节，但这并不意味着医生能够更准确地识别和评估异常。医生需要具备足够的技能和经验，以正确地解释和评估高分辨率图像中的异常情况。

随着影像技术的不断进步，未来的影像学检查将具有更高的清晰度和分辨率，能够更准确地显示病变细节，提高诊断的准确性。

❓003

现在的好多医生离开机器都不会看病，都要等检查结果出来才能看病

好多患者到医院看病，医生基本问不了几句话就开出很多检查单，所以好多患者认为现在医生离开机器都不会看病，水平不如以前的医生。其实并不是如此，在检查中多走一小段路，治疗时可能就会少走很多弯路和错路。在临床工作中，其实医生通过患者的描述基本就能判断出来是什么疾病，为了更准确地诊断和验证或者排除其他相似疾病，往往会做相关的检查，这样也是对患者负责任，同时遇到医疗纠纷的时候也可以作为证据，这也是明知道是感冒还要做相应的影像学检查和实验室检查的原因，希望患者理解并给予配合。

❓ 004

临床医生的诊断和影像学检查结果不一致时，应该以影像学检查结果为准

　　临床医生的诊断结果往往要结合影像学检查结果和临床其他检查指标综合判断，不完全以影像结果为准，影像学检查结果受多种因素影响。

　　❶ 影像技术的限制：不同的影像技术有其特定的限制和局限性，如某些组织或病变可能很难被某种影像技术检测到，但其他影像学检查可能就对其十分敏感，此时选择正确的检查方法就十分重要。

　　❷ 操作人员的技能和经验：影像学检查的结果也受操作人员的技能和经验影响。一个有经验的技师或医生能够更准确地识别和评估影像中的异常情况。

　　❸ 人造影像干扰：如金属假体、心脏起搏器等可能会对影像结果产生干扰或伪影，从而导致诊断错误。

　　❹ 病变的特异性：某些病变在形态和位置上可能与其他病变相似，这可能导致影像结果的误诊或漏诊。

　　❺ 影像结果的解读：影像结果的解读是一个复杂的过程，需要考虑多种因素，如病史、体检结果、临床症状等。

　　临床医生诊断疾病往往需要综合考虑，影像诊断报告只是其中一个方面，不一定就是最后的临床诊断结果。仅依赖影

像结果进行诊断，可能会导致不准确的诊断，还是要以临床医生的诊断为准。请患者相信医生最后的"临床诊断"，不要仅凭个人主观观点解读影像报告。

?005

影像学检查结果诊断出来的所有异常，都需要进一步治疗或检查

一般来说，患者影像学检查有异常表现时，建议做进一步的相关检查或随诊观察；影像上无明确诊断征象，则需要结合患者查体、检验和主诉等其他检查。

❶ 影像结果的多样性：影像结果可能会显示出多种不同的异常，但并不是所有的异常都需要进一步治疗或检查。某些异常可能是无害的或者并不需要治疗，而某些异常则需要进一步的评估和治疗。

❷ 病变的特异性：某些病变可能在形态和位置上与其他病变相似，但其临床意义可能不同。因此，需要对每一种异常情况进行仔细评估，以确定其是否需要进一步治疗或检查。

❸ 患者的病史和症状：医生需要考虑患者的病史和症状，以确定异常情况的临床意义。有时候，某些异常可能并不需要治疗。

❹ 风险与收益的平衡：医生需要考虑治疗或检查的风险

与收益的平衡。某些治疗或检查可能会带来一定的风险，而有些异常并不需要治疗或检查，因为其治疗或检查的风险可能大于其收益。

?006

影像学检查做得越多越全越好

影像检查的合理使用非常重要，既不是越多越好，也不是越少越好。

❶ 辐射暴露：某些影像学检查需要使用放射性物质或产生辐射，如 X 线、CT 等。过多的影像学检查可能会增加患者接受辐射暴露的风险，从而增加患者患癌的风险。

❷ 诊断误导：过多的影像学检查可能会产生误导性的结果，从而延误治疗。

❸ 费用和时间：过多的影像学检查可能会增加患者和医院的负担，包括时间和费用，这可能会延误治疗或增加患者的经济负担。

❹ 不必要的治疗：过多的影像学检查可能会导致不必要的治疗或手术。如轻微的异常可能被误诊为需要治疗，从而增加患者的医疗负担和风险。

❓007

做完检查认为现场就能出结果

医学是一门非常严谨的学科，影像科的工作也是有分工的，通常分为技术组和诊断组。技术组人员需要给患者做检查和图像后处理，将拍片结果上传到诊断组，由诊断组医生进行阅片和疾病诊断，再通过高级别诊断医生的审核修改，一份报告才算完成。正常情况下技术员的工作内容是拍摄图像确保符合质量要求（如图像是否合格，能否满足诊断需求等）和对图像成片等后处理，还要排版打印胶片。给患者做检查的往往都是技术员，他们说的"没事"，是指片子的质量没有问题，并不是片子的诊断结果没问题。所以患者一定要以最后的诊断报告为准。

❓008

没事不要去放射科，一去就会被辐射，最好绕着走

X射线是需要电力驱动的，在检查过程中设备可以产生X线，散射线在房间内漂荡几次以后，就被墙、玻璃（放射科检

查室的玻璃都含铅）等吸收掉了，所以在外墙、操作间是检测不到射线的，都是严格按照国家标准进行装修的，装修完环保人员检查合格后才能申请执照，执照下来后才能开机做检查，而且环保人员也会定期到放射科查有无射线遗漏情况，如有遗漏立即停机整改。所以大家请放心，检查室里面的任何人都是安全的。除了检查室，放射科的其他区域也没有辐射，主要是因为检查室的墙壁、大门等都是按国家标准经过专业设计，能有效隔绝辐射。因此，当处于放射科检查室外时，通常不需要担心。如果在接受辐射后，身体出现明显不适，患者可前往正规医院就诊。

? 009

在放射科做完检查后，回家就不能接触孩子，否则会影响孩子的健康

　　放射科涉及辐射的检查方式包括有普通 X 线摄影、CT、乳腺钼靶、骨密度、介入治疗、胃肠造影，这些检查过程使用的 X 线是一种电离辐射，它能够穿透人体并通过不同组织的密度差异来形成图像。这种辐射仅会在检查过程中产生辐射，且辐射量比较小，严格控制在安全允许范围之内。完成检查后，辐射会消失，不会残留在人体当中，因此并不影响与周围人的正常接触，与小孩子正常接触也不会产生危害。此外核磁

没有电离辐射，可以放心地进行检查。

❓010

女性患者在做检查时认为没有必要脱掉内衣或者换衣服

在医院拍摄胸部 X 片或胸部 CT 检查时，医生要求患者脱掉上衣或去除可能影响成像的衣物是正常且必要的操作，这主要是为了获得清晰准确的影像结果，以辅助疾病诊断。很多女性患者在进行胸部 X 线摄影或胸部 CT 检查时经常会被要求脱去内衣，有些患者总觉得自己衣服上没有金属，其实内衣背部、肩带处的连接物通常为金属，部分位置的金属由塑料材质包绕，误使患者朋友认为所穿内衣没有金属。当穿着含有金属的衣物或佩戴有其他高密度的饰品进行检查时，就会遮挡住图像中的正常组织，或在图像上产生伪影，影响病变的观察和诊断结果。除了生活中常见的含金属物品（如手机、项链、腰带、钥匙、硬币等），其他容易忽略的含金属或高密度物品还包括别针、带有金属镀层的纽扣、运动休闲裤腰绳、拉链、口罩等。因此建议各位患者朋友们在进行任何影像学检查之前，可以将身上所有无关物品提前摘除或交予家属，以免影响检查。

❓011

影像学检查价格越贵检查的效果越好

有些患者到医院做检查，总是选择最贵的检查，认为一步到位，省得反复检查，这样反而更省钱。影像学检查有个口诀。

❶ 伤骨头，粗看 X 线片，细看 CT，核磁看骨挫伤。

❷ 颈椎、腰椎，细看核磁，次选 CT。

❸ 脑、脊髓、脑梗，看核磁，脑出血看 CT。

❹ 胸部，大致了解的情况下看 X 线片，细看 CT，不看核磁。

每种检查都有各自的优缺点，并不是越贵越好，主要还是看想看什么位置、什么疾病，根据临床情况选择、优化检查方法，应该把钱花在刀刃上。

? 012

肿瘤患者不能总是做 CT 和核磁，这样会加重病情

　　在肿瘤的诊断和治疗中，在决定选择哪种方案之前，需要确定肿瘤的分类、分期、治疗疗效及是否存在转移等，这些都需要做详细的影像学检查。如"鼻咽癌 2008 分期"指南指出，在鼻咽癌手术前应进行电脑断层扫描及核磁检查；电脑断层扫描及核磁检查应在放射治疗后 3 个月及 6 个月后分别进行。之所以安排如此频繁的复查，是因为肿瘤特别容易在 6~12 个月内复发。肿瘤的术前检查和术后复查必须按照规范进行，目的是观察疗效，尽早发现复发和转移。指南的制定会从疾病的发生发展进行考虑并以患者为中心，同时也会考虑到检查的辐射情况，最优化检查频次，请患者放心。